瑜伽文库
YOGA LIBRARY

"瑜伽文库"编委会

Yoga, An Adventure

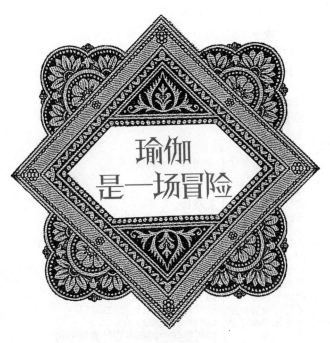

瑜伽
是一场冒险

王志成 / 著

四川人民出版社

图书在版编目（CIP）数据

瑜伽是一场冒险 / 王志成著. —成都：四川人民出版社，
2017.6（2018.9 重印）

ISBN 978－7－220－10160－1

Ⅰ.①瑜… Ⅱ.①王… Ⅲ.①瑜伽－研究
Ⅳ.①R793.51

中国版本图书馆 CIP 数据核字（2017）第 100227 号

YUJIA SHI YICHANG MAOXIAN

瑜伽是一场冒险

王志成 著

责任编辑	何朝霞　吴焕姣
封面设计	肖　洁
版式设计	戴雨虹
责任校对	舒晓利
责任印制	王　俊

出版发行	四川人民出版社（成都槐树街 2 号）
网　　址	http://www.scpph.com
E-mail	scrmcbs@sina.com
新浪微博	@四川人民出版社
微信公众号	四川人民出版社
发行部业务电话	（028）86259624　86259453
防盗版举报电话	（028）86259624
照　　排	四川胜翔数码印务设计有限公司
印　　刷	成都东江印务有限公司
成品尺寸	130mm×185mm
印　　张	9.875
字　　数	130 千
版　　次	2017 年 6 月第 1 版
印　　次	2018 年 9 月第 2 次印刷
书　　号	ISBN 978－7－220－10160－1
定　　价	40.00 元

"瑜伽文库"总序

　　古人云：关乎人文，化成天下。人之为人，其要旨皆在"文－化"也。

　　中华文明源远流长，含摄深广，在悠悠之历史长河，不断摄入其他文明的诸多资源，并将其融会贯通，从而返本开新、发闳扬光，所有异质元素，俱成为中华文明不可分割的组成部分。古有印度佛教文明的传入，并实现了中国化，成为华夏文明肢体的一个有机部分。近代以降，西学东渐，一俟传入，也同样融筑为我们文明的固有部分，唯其过程尚在持续之中。尤其是上世纪初，马克思主义传入中国，并迅速实现中国化，推进了中国社会的巨大变革……

　　任何一种文化的传入，最基础的工作就是该文化的经典文本之传入。因为不同文化往往是基于不同的语言，故文本传入就意味着文本的翻译。没有文本之翻译，文化的传入就难以为继，无法真正兑现为精神之力。佛教在中国的扎根，需要很多因缘，而前后持续近千年的佛经翻译具有特别重要的意义。没有佛经的翻译，佛教在中国的传播就几乎不可想象。

随着中国经济、文化之发展，随着中国全面参与到人类共同体之中，中国越来越需要了解更多的其他文化，需要一种与时俱进的文化心量与文化态度，这种态度必含有一种开放的历史态度、现实态度和面向未来的态度。

人们曾注意到，在公元前 8—前 2 世纪，在地球不同区域都出现过人类智慧大爆发，这一时期通常被称为"轴心时代"。这一时期所形成的文明影响了之后人类社会 2000 余年，并继续影响着我们生活的方方面面。随着人文主义、新技术的发展，随着全球化的推进，人们开始意识到我们正进入"第二轴心时代"（the Second Axial Age）。但对于我们是否已经完全进入一个新的时代，学者们持有不同的意见。英国著名思想家凯伦·阿姆斯特朗（Karen Armstrong）认为，我们正进入第二轴心时代，但我们还没有形成第二轴心时代的价值观，我们还需要依赖第一轴心时代之精神遗产。全球化给我们带来诸多便利，但也带来很多矛盾和张力，甚至冲突。这些冲突一时难以化解，故此，我们还需要继续消化轴心时代的精神财富。在这一意义上，我们需要在新的处境下重新审视轴心文明丰富的精神遗产。此一行动，必是富有意义的，也是刻不容缓的。

在这一崭新的背景之下，我们从一个中国人的角度理解到：第一，中国古典时期的轴心文明，是地球上曾经出现的全球范围的轴心文明的一个有机组成部分；第二，历史上的轴心文明相对独立，缺乏彼此的互动与交融；第三，在全球化视域下不同文明之间的彼此互动与融合必会加强和加深；第四，第二轴心时代文明不可能凭空出现，而必具备历史之继承和发展性，并在诸文明的互动和交融中发生质的突破和提升。这种提升之结果，很可能就构成了第二轴心时代文明之重要资源与有机部分。

简言之，由于我们尚处在第二轴心文明的萌发期和创造期，一切都还显得幽暗和不确定。从中国人的角度看，我们可以来一次更大的觉醒，主动地为新文明的发展提供自己的劳作，贡献自己的理解。考虑到我们自身的特点，我们认为，极有必要继续引进和吸收印度正统的瑜伽文化和吠檀多典籍，并努力在引进的基础上，与中国固有的传统文化，甚至与尚在涌动之中的当下文化彼此互勘、参照和接轨，努力让印度的古老文化可以服务于中国当代的新文化建设，并最终可以服务于人类第二轴心时代文明之发展，此所谓"同归而殊途，一致而百虑"。基于这样朴素的认识，我们希望在这些方面做一些翻译、注释和研究工作，出版瑜伽文化和吠檀多典籍就是其中的一部分。这就是我们组织出版这套"瑜伽文库"的初衷。

由于我们经验不足，只能在实践中不断累积行动智慧，以慢慢推进这项工作。所以，我们希望得到社会各界和各方朋友的支持，并期待与各界朋友有不同形式的合作与互动。

"瑜伽文库"编委会

序　言

进入这个时空，进入那个时空，还在时空中；

摆脱这个，摆脱那个，还在束缚中；

爱上这个，爱上那个，还在爱欲中；

理解这个，理解那个，还在观念中；

习练这种瑜伽，习练那种瑜伽，还在习练瑜伽中；

你问：瑜伽究竟是什么？瑜伽将会把我带往何处？习练瑜伽，就会自动成为瑜伽士么？自由，解脱，觉悟，喜乐，都是美妙之词，它们如何成为我的真实状态？

　……

作为自由的生命体，同你们一样，我也在不断地探究。圣人瓦希斯塔说，人当具备若干品性。而其中，自我探究是最美好的。

我努力通过持续地自我探究来达成生命的自我更新和自我的扬升。

我一直这么做，也一直这么体验着。

这本小书是我自我探究所留下的印迹，是我灵魂的一场冒险。

唯愿你们喜欢。

OM！

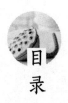

目录

瑜伽
YOGA

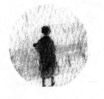

瑜伽的路没有等待

瑜伽的路没有等待

我们行走在瑜伽的路上。有人说，我还不明白瑜伽，你等等我。也有人说，你还不明白瑜伽，我等你，到时我们会彼此明白。也有人说，等你自己明白了，等你自己开悟了，我再来跟你学习吧。然而，情况远非如此。

瑜伽的道路上，等待是很少见的。等待只是一个托词，甚至是一种无知，或是愚痴者的说法。事实是，当某人在说等你明白的时候，他却在飞速前进，根本停不下来，因为他对有关他的那种安身立命的"真理""自由""家园"的真正渴望是如此强烈、如此真诚，他哪里还能等待呢？——除非他的这一渴望不是真的，或者并不真实或真诚。

如果某个人走得并不远，但却自认为不错、自认为已经走得很远了，他对他人说，我等等你吧——这样的所谓"等待"，其实也是很难的。因为这样，他们彼此只能到达某一个"场地"，根本没有办法走向更加深远的自由之地。他还没有达到天花板的高度，却谈论在楼上等你，这如何可能？最多只是在同一个平面上"纠缠"而已。这样的时候，更多的只是一种期待，期待对方的顺从、跟从、妥协或合作。

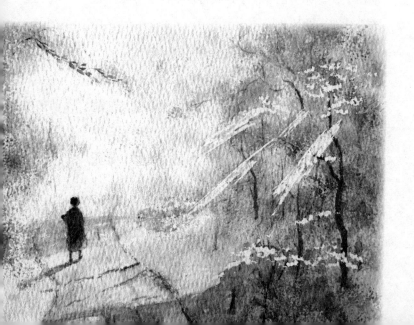

对于把这三界视为火宅的瑜伽人来说，他不会等待——无论是等待他人或等待自身，他一定马不停蹄向前奔跑，直到火宅三界的幻影消失，直到看见光明，直到一切都在光明中。

预备性认识

不要用一种眼光看世界。如果只用一种眼光观察这世界，恐怕不仅看不清楚这世界，还会看错了这世界，因为三种德性同时对这世界生发着复杂的作用。在我们人来说是这样，对一个社会来讲也是如此，作为个人和社会所在的地球，亦然。

按照雅斯贝斯（K.Jaspers）的观点，经历了漫长的进化历史，人类从原始的前轴心意识转到了轴心意识。前轴心时期所经历的时间相对很漫长，而轴心时期以及轴心后时期所经历的时间也已经过了2000多年，而当下的人类正在转向第二轴心时代的路上奔跑。在这一路奔跑的过程中，既可能成功，也可能失败。失败了，就仍然停留在轴心时期的意识中——人类就可能面临自我毁灭和自然毁灭的混合状态。存在还是毁灭，是需要我们诚实面对的实在问题。这样的问题，如潘尼卡（R.Panikkar）等诸多的思想家都已经明确地分析过。潘尼卡呼吁我们要走向超历史意识时期，也就是我们所说的第二轴心时代。思想家卡曾斯（E.H.Cousins）也曾公开呼吁人类需要走向第二轴心时代，共同面对人类所面临的各种挑战和危机。斯威德勒（C.Swidler）则呼吁我们进入全球对话时代，而神秘主义者、思想家蒂斯代尔（W.Teasdale）呼吁我们进入灵性间时代。或许我们需要不断呼吁，直到这个世界有了真正的回应：强化全球一体的生命意识，强化全球生命体的生态意识。我们人的价值观需要发生彻底的变革。这种变革就是重新实现人—宇宙—神圣之间和谐的存在节律。

世界范围内已经有一股第二轴心时代的力量在成长。然而，地球和人类曾经的历史告诉我们，当今时代相比以往是更加不确定的时代。用当下时髦的一个词来说，这一时代是所谓的"黑天鹅"时代。用印度传统的术语来说，这是卡利时代。在这不确定的时代，我们唯一可以做的，就是努力参与这个宇宙的游戏，我们无须给予任何轴心时代式的期待和判断，我们勇敢面对我们的人生、文化、信仰及我们的共同体。正如刚刚生下的婴儿需要把脐带切断，才能让生命得以真正新生一样，我们要往上，由着我们人生的要求，向上推演和探究，一直抵达宇宙的根源之处，找到我们人的安顿之地，决定我们人生的态度，作为真的人稳稳地站立，活出我们人生的本意。

瑜伽树上两只"鸟"

瑜伽的树上有两只"鸟"，也就是我们的两个"我"。其中一个是纯粹的"我"，这个"我"就是纯意识，是阿特曼，是至上之"我"。另外一个"我"是折射的"我"，是折射的意识，这个"我"似乎是做者（doer）。从根本上说，这折射的"我"

并不是真的"我",但我们却主要依靠这个不真的"我"猛刷着我们的"存在"感——在宇宙的舞台上，我哭，我笑，我叫，我闹，我恋爱，我追求，我创造，我破坏，我愤怒，我嫉妒……我"展示着"种种，因为我"存在着"，因为这些就是我的"存在"。

一只鸟安安静静，不说不言，默默看着另一只鼓噪着的"鸟"。另外一只鸟不明真理，在二元的对立中，他满是烦恼——他本是梵，但却忘记了他的家园和身份，于是他由梵成了烦。

第一个"我"会睡着，会醒来，会处在醒态、梦态或深眠态。第二个"我"不睡不休，没有醒态、梦态和深眠态。

要明白，本质上你不是第一个"我"，你是第二个"我"。但第一个"我"和第二个"我"有着直接的联系。受限的是第一个"我"，不受限的是第二个"我"。第一个"我"的状态是暂时的、不连续的、时间性的、二元性的。第二个"我"才是真的、自由的、超越的、永恒的。

我们每一个人都生活在这两个"我"中。这两个"我"如何整合呢?

最简单地说,瑜伽的路或瑜伽修行就是要把这两个分离的"我"做一种联结和整合。瑜伽修行是生命提升的工作,所以这一瑜伽的修行就是立足第二个"我"来处理和协调第一个"我"。第二个"我"就如大海、水坝。大海汪洋,无池塘之边界;大坝决堤,无溪流之局限。也就是说,要让第二个"我"起到决定性作用,在第二个"我"满溢之后,第一个"我"就会发生质变——这就是同质化的修行之道。瑜伽修行,特别是智慧瑜伽修行,是让我们认识到第一个"我"就是第二个"我",并安心生活在这样的状态中。

《蒙查羯奥义书》说,美羽亲心侣,同树栖一枝,一啄果实甘,一只唯视之。当你觉悟了这个"我",你就不是刷存在感,而是安住于存在本身中;就不是获得小聪明,而是获得真智慧;就不是收获那一点点果实的快乐,而是获得恒定持久不离的喜乐。瑜伽的路就是这样简单,但为学实难。难就难在你看见了瑜伽树上的这两只鸟,但你的这两只鸟难以做到生命性情的"相应"。瑜伽的联结，说说容易，但只有真正实行起来，才能成为真的瑜伽士，成为默视宇宙的那只鸟。

灯和灯光

走路，你提灯。

但愿你不被这灯光笼罩。

你要成为灯，走过，再走过。

有效的冥想要与至高者对接

我们修习瑜伽的都知道吠檀多。吠檀多的一部根本经典《梵经》告诉我们，冥想时必须把你的冥想对象想成是那至高者，而不是相反。这一冥想思想非常重要。在冥想的初期，我们选择的冥想对象似乎还不够"高大上"，这没有问题，关键的是你要知道或者要有意识，无论是什么对象，它们都是那至上者的显现、都是那至上者。唯如此，我们的冥想才会进步并得以受益、收益。

　　这让我想到跨文化对话先驱、佛学家、印度学家、神学家、智慧瑜伽士潘尼卡说过的，我们可以把耶稣理解为基督，但不可以把基督理解为耶稣。这是他给神学界提出的"挑战"。类似地，我们可以把历史上的克里希那视为至上的神（毗湿奴），但不能把至上的神等同于历史上的克里希那。我们可以把历史上的释迦牟尼理解为佛，但不可以把佛等同于释迦牟尼。有人觉得很难理解这样的话，说耶稣就是基督、基督就是耶稣，克里希那就是至上的神、至上的神就是克里希那，释迦牟尼就是佛、佛就是释迦牟尼。但是，这样的理解并不符合基本的逻辑，这等于是说，苏格拉底是人，人就是苏格拉底。我们可以说，苏格拉底是人，但是我们不能倒过来说，人就是苏格拉底。

　　类似地，可以说陶罐是黏土，但不能说黏土是陶罐；我们可以说吉瓦（jiva，即个体灵魂）是梵，但不能说梵是吉瓦。当然，这还只是逻辑上的，而且只是走了一半的路程。

　　冥想的深刻道理，《梵经》说得很清楚：冥想就是与那至高者对接，并最终融入其中、合而为一。冥想时，我们的冥想对象可能并不是那至高者，可能是一片飘飞的云，一朵芳香的花，一片潺潺流动的水，一座栩栩如生的神像（印度人称为择神），或者是我们尊敬的过世或在世的一位导师、一位古鲁，等等。但我们的脑子要清楚，这些对象都只不过是那至高者显现的征物，这些对象是我们与至高者的接头标记，我们透过这些对象、观察这些接头标记、搭借这些征物来和那至上者接头汇合、联结结合，也就是，和梵结合，和道合一，并成为梵，成为道。

享用瑜伽才是第一原则

　　有人似乎只想做个成功的瑜伽创业者，当然这很不错。他们成功地打造瑜伽馆，做着教练或"导师"，为众多的瑜伽修习者提供便利、为他人享用瑜伽提供种种方便，但他们无暇或没有想过首先要快乐地享用自己瑜伽的成果或他人教导的瑜伽成果——即便他们可能在无意识地践行着行动瑜伽。很多修习瑜伽的，他们或多或少地享受着瑜伽带来的快乐，但也有不少人"折腾"瑜伽，或"被"瑜伽折腾着而难以享用瑜伽。

第一类，他们吃穿不愁，学习瑜伽完全是为了一种享受。他们可以坦然地接受瑜伽的好处，还可以不断地去吸收瑜伽中的美好。只是他们的享受多是初级的，并且主要限于身体或心理的层面。

第二类，他们愁吃愁穿，他们期待瑜伽可以是他们的谋生之道。他们勤奋用功，也享受着瑜伽中的诸多美好。但因为物质生存压力巨大，他们忙于奔波，心意难以真的安静下来，他们思考的是如何挣钱以满足物质生存的需要。也因此，他们从瑜伽处获得的享受也有限。

第三类，他们有一技之长，具有或体位，或呼吸，或冥想，或其他心理技能，可能在瑜伽界享受着不小的名声和利益，他们可能也已经是很多人羡慕的对象。但他们获得的瑜伽本身带来的益处很难确定。

第四类，他们有很多瑜伽的信息或知识或学问，但还停留在大脑"知道"的层面，很容易陷入自以为是、刚愎自用的陷阱。他们瑜伽的智商较高，然而瑜伽的情商不够。他们享受的瑜伽成果其实也非常有限。

第五类，他们瑜伽技能一般，但性格不错。他们充分认同瑜伽本身，也能得到很多人的尊重，受益不少。这样的人瑜伽情商较高，但瑜伽智商可能一般。

第六类，他们关注瑜伽之道，从根源处出发理解和处理瑜伽。他们可能明白了瑜伽的真义而努力助人。但因为某种原因，他们并不太在意自身享受瑜伽而是劳苦奔波。他们可能会早早地献身于瑜伽，他们的身体可能会遇到不少问题。

第七类，他们通过一个时期明白了瑜伽、享受瑜伽，也服务瑜伽。或许这样最理想，但却不容易达成。这样的人也可以分四类：一是明白瑜伽并享用瑜伽，但不会创造和传播瑜伽；二是明白并享用瑜伽,传播瑜伽但不会创造;三是明白并享用瑜伽,也会创造瑜伽,但并不传播瑜伽;四是明白并享用瑜伽,既创造也传播瑜伽。当然,具体的某个人没有那么绝对,这里说的只是一种类型学。

观察了基本的瑜伽类型人群之后,我们要注意两点:

第一,对于多数人来说,瑜伽是应该用来享受的,而不是折腾的——既不是折腾瑜伽,也不是被瑜伽折腾。既然搞瑜伽、学瑜伽,首先就要好好享用瑜伽,从低到高,从身体到心理、到心灵,逐步推进。

第二,对于少数人来说,除了享用瑜伽,能够传播瑜伽的正念是好的,能够参与创造则更好。

但无论怎样,在我看来,能真正享用瑜伽是我们学习瑜伽的第一原则。如果因为某种原因你不能传播瑜伽、不能创造瑜伽,又有什么关系呢? 快乐地享用瑜伽才是真正的美事。

年龄密码

年龄很奇妙。首先是我们的生理年龄。人的生理年龄所能达到的依赖于诸多的要素，科学家说基因是关键的因素，或者我们用印度传统的术语讲就是业力决定了我们人的生理年龄。于是乎人的基因决定了生理年龄的上限，如果没有及时地"升级"或者"升级"措施不到位，我们大部分人也可能无法达到基因（业力）所配置的生理年龄上限。众多的修持法、养生法、体育锻炼等，它们都特别关注或者就是关注这一年龄。不过，很多时候锻炼不一定有效，相反很可能缩短我们的生理年龄。就习练瑜伽的人来说，如何通过瑜伽长命？我们如何通过瑜伽才能更加健康？这是我们需要考虑的，但总体上有一条，就是需要科学的瑜伽。

第二种是心理年龄。心理年龄是一个很有弹性的年龄，具有强烈的主观性。有人生理年龄不过才20岁，但却老气横秋；有的人生理年龄都过了70岁了，却依然充满活力。有人虽然年轻，却已经老了；有人虽然老了，却还年轻。为了生活更美更好、更有滋有味，就需要让我们的心理年龄低于我们的生理年龄。有人说，他可以让他的心理年龄保持在

20—30岁，而生理年龄几乎对他没有什么影响。这是不是很有魅力的人生呢？我们可以通过哲学、艺术、文化、信仰、瑜伽、冥想等，使得心理的年龄远低于生理的年龄。人的心理年龄之高低，取决于多种因素，其中心愿是一个核心要素。那些整天想着算计的人、整天折腾人的人、整天充满压力的人，其生理年龄总体上一定会比同龄的人要大，其心理年龄也会比同龄人要大。一个人心思单纯一些，不合理的欲望少一些，更懂得感恩一些，心理年龄就比较容易降下来。

另一个就是精神年龄了。精神年龄也可以称为灵性年龄，也可以称为觉醒年龄。一种是形式的精神年龄。例如，一个人皈依了某种信仰或生活方式，从皈依的那时候起，他的精神年龄就可以说是一岁，这是形式的精神年龄。但形式上的精神年龄是虚幻的，也就是说，可能只是人的"影子"而已。另一种是实质的精神年龄，换言之，基于一个人"觉醒""觉悟""解脱""开悟""得救""圆满""自我实现"等等的年龄。例如，佛陀觉悟时，（依据一种说法）其生理年龄是 36 岁，而他的精神年龄是 44 岁（他离开世界的时候，生理年龄是 80 岁）。然而，由于觉悟者超越了时间，所以，我们也可以说，佛陀不是 44 岁，而是达到了"无生"，也就是不生不死的涅槃之境。觉悟之后，他在人间的时间只是一个"相"。当然，从本质上、从根本上说，任何一个人都是不生不死的，或无生无死的。然而，作为受无明遮蔽而以个体显现的人并不真的知道这一点。

有人问我，老师，如何掌握年龄的密码呢？答案简单又不简单：寻找你的根，稳稳扎下你的根，安住在你的根上，生长，繁荣。当然，前提是你真的知道你的根。

烹小鲜不折腾

老子说"治大国若烹小鲜"，意思大概是，治理一个大的国家应该要像烹饪小鲜一样。鲜是什么？《说文解字》说，鲜是一种鱼。这句话的意思就是治理国家要像我们烧小鱼那样，不能把小鱼翻来翻去，翻来翻去小鱼就散架了。一句话就是：不要折腾！尽管老子的这句话谈论的是治理国家，但我们可以引申，把老子的这一实践性的指导，运用到我们瑜伽实践的艺术上来。

在我们的瑜伽实践中，有一个重要的态度或实践，即如何对待"对象"——无论是外在的还是内在的，无论是实体的还是虚拟的，总体上，瑜伽的态度是不执对象本身，或者说和对象保持距离，或者说和对象保持一种"断裂"的状态，又或者说，我们要"目击"对象。"对象"就如"小鲜"，我们不能对翻来翻去就会翻烂的小鲜加以"扰动"，不折腾，而是主静处理。这种烹小鲜的意象可以成为一种冥想的实践模式：我们意识到我们正在烹小鲜，但我们不是烹小鲜本身，我们只是在用内眼"观"，我们"观"到我们在烹小鲜。当我们非常清晰地意识到我们不是烹、不是小鲜、不是锅也不是烹小鲜的人的时候，我们就会知道我们就是意识本身，所谓的烹、小鲜、锅、烹小鲜者本身，都是基于我们的背景意识。一切都会改变，一切都会过去，但"观"者永在，我们这个观者就是纯粹意识本身。

你是纯粹意识，我是纯粹意识，我们都是纯粹意识。但我们很难真的意识到我们是纯粹意识。世界的二元性及其对峙自然成就了名色的世界，叠置的世界。执着这些叠置出来的名色，我们就会受到名色的束缚而无法自由。

智慧瑜伽的圣人尼萨格达塔(Nisargadatta Maharaj)没有多少文化，也比较"笨"，他的古鲁让他实践一种"观"法，观"我是"。他的生活条件并不好，需要忙于生计，他只能在业余时间专注于这一实践。然而，他完全听从古鲁的教导，过了三年，他终于觉醒、开悟。我们这里用老子的"烹小鲜"来解释这一修法，其实是类似的。实践是需要参与的。我希望你们也能如老子"烹小鲜"一样去观"我是"。当然，"为人不易，为学实难"，这样的实践也是不容易的。

你就是第十人

古老的《吠陀经》中有这样一个故事：

有十个无知的人，他们一起过河。过河后，每个人都要点数，看看是否有人落下了。他们每个人点出来的人数都是只有九个人，少了一人。他们都很痛苦，悲伤，一起哇哇地哭。有一个人路过这里，看到他们哇哇地哭，问清了缘由后，他也数了数人数，他指着最后一个人说，"你就是第十人！"

我们每个人在数人数的时候都非常认真，但是我们常常忘了我们自己、我们常常把自己遗忘了。我们总是朝外，数人的时候我们自己总是处在缺场的状态。我们总需要那些过路的人提醒我们，瞧啊，你就是第十人！他提醒我们反身，以便我们意识到自身，这样我们才可能把自己也数进去。

我们常常难以反身思考自身，我们对自己的本性并不很了解，或只是在文字上或嘴上说说，有啊，我有本性啊。但其实，我们并没有真正认同我们的本性。认同外在的对象很容易，特别是认同我们这个身体以及身体的附属之物很容易——因为你天天驮着你的身体及其附属之物在世上游走——有时欢乐，但常常悲伤，因为你说没了身体我要如何存在、我还存在么？这样的疑问拖累了你，使你忘记了你是第十人。

因为你忘记了你是第十人，所以你就会产生或强或弱的分离感、孤独感、悲伤感，甚至你会陷入那自身有限性的恐惧或彻底的虚无之中。然而，我们从来就没有失掉过我们的本性，我们就是第十人。我们学习这样、学习那样，从根本上说，学习并不是要增加什么，而是要完成一种自我本性的认同和转化。这个认同和转化才是我们学习的根本。

转化不容易，这需要智慧，更需要自我知识。忘记本性的无明（无知，avidya）只有通过知识（vidya）的光消除。智慧瑜伽告诉我们如何转化。你的古鲁告诉你，你不是这，你不是那，你不是这个身体，你是至上的纯粹意识，你是至上自我。只是简单的说教并不能让你明白、顺利转化。转化是参与性的，你的本性不是你的古鲁告诉你的纸上真理，你需要进入智慧瑜伽之道，你需要亲自参与瑜伽之道，唯如此，你才能明白你是第十人。当然，本质上，你我都是第十人，哪里需要转化呢？只是我们遗忘了，我们需要在参与的转化中重新记起自我而已。这样的道理还是需要你自己参与、参悟的。

加减之法和生活的面纱

当今人们的快乐普遍依赖于不断增加生活的内容。但这种生活内容的增加或不断的叠置，并不会给我们带来持久的欢乐。仔细分析我们的具体生活就可以发现，我们的生活始终是二元性的。原因就在于，我们的生活是基于私我（ego）而发展起来的一种外在的依赖性生活，而这种外在依赖性的生活是一种高度不确定的生活。

我们一直在做加法。我们要名要利，我们要钱要权，我们要爱情还要自由，我们生怕落下了什么。当然我们也想要觉悟，想要知道我们的真相，想要知道我们究竟是谁、我们从哪里来、最终会到哪里去。"加法"或"叠置"增添着我们生活的色彩。我们不仅对自我不断叠置，我们同时也对他人不断叠置、对社会不断叠置、对世界不断叠置。我们对自己、他人、社会、世界的叠置，最后就形成了厚厚的面纱。这面纱厚实、交叉、纠缠、不断变形。在这层层面纱遮蔽下，我们不能看清自己的本来面貌，只能看到我们被自己叠置出来的影子。你看到月光，但可能你无法知道那其实是阳光的反射。

在加法（叠置）中，我们会看到更多的扭曲、异化和变形。你所谓生活的意义正是基于这种变形和扭曲，本质上它是建立在沙滩上的大厦，不可能牢固。或者，它就如海市蜃楼，不会持续多少时间。而你被面纱遮蔽着，执着于那并不牢固的大厦，执着于那并不长久的海市蜃楼，你哪里能有任何的确定性？你哪里能够心安呢？

自古以来的圣人都说我们迷惑在万相中。他们告诉我们如何看到自己的本来面貌、我们本来的风光。我们的本来不增不减，超越一切二元对峙。当你看到了，哪怕只是一眼，你就不再会被这个世界加法带来的色相束缚。哪怕是透过月光你看到了那光辉灿烂的阳光，你就认识了自己，你也认识了我，你就超越一切二元对象，你就生活在非异化的真实中。本性无处不在，除了它，还有什么呢？什么也没有。

要看到它，就不能朝外做加法。圣地不在这里不在那里，而是在自我里。你要做减法，你要向内，因为本性就在你之中。朝圣不一定需要到圣地，因为无处不是圣地。那圣地没有时间记录，没有空间限制，没有四季变化。它是全然的一。

在三界中，或许我们通过搅动相而察觉自我。但在三德中，有接近者。通过不执着地搅动善德而察觉自我。当然，也可以通过搅动其他的德性而察觉自我。然而，你当知道，最后你必须要超越三德而察觉自我，并处于自我中。但愿你听到了我说的这话。

OM！

性商、情商、智商和灵商

人们多谈论智商、关注智商，以为智商高就一切皆好。常常听人说，学好数理化，走遍天下都不怕。然而，慢慢地，我们也发现高智商的人可能在解决所谓的科学或专业问题方面还不错，而在处理人际关系方面容易出问题。于是人们又说，除了智商，我们还需要情商。情商高的人，即便智商一般，做起事来，也会达到高智商者无法抵达的高度。

随着现代化、城市化的发展，人们越来越多地被机器所控制，被无数的规则所控制。越来越多的人不像独立的主体，而是各种对象的奴隶，房奴、车奴、情奴、孩奴、财奴、官奴，等等。最近有个未来学家说，今后是各种机器算法的天下，绝大部分人都会成为算法时代的无用之人。于是，大家更加人心惶惶，他们整天被各种所谓的工作束缚着，被各种所谓的规则限制着，他们生怕被时代抛弃，他们开始处于"被时代"（age of "...ed"）裹挟之状态中。

自然和社会的环境也因为现代化的发展，而和人之间有了很大的距离，出现了人和自然之间的对峙。各种生态灾难慢慢成了常态。在这个过程中，人们的自然能力似乎也下降了，换言之，性商下降了。最近微信的众多公号上流传说社会出现了一个趋势，男人居然不急着寻找女人（繁殖后代）了。当然，性商并不等于利比多能量或能力，还有更广泛的内涵，但如果利比多都不再发挥原始的力量、都快被普遍剥夺了，那么，还能谈论多少性商？

性商重要，智商重要，情商也重要。但我们还需要一种商——灵商。在这个时代，世界越来越不确定，时不时地黑天鹅就飞了出来，搞得全世界措手不及。在这样的时代，灵商就越发显出它的重要来。人们还发现，不能简单地在某些传统文化和信仰中提升自己的灵商。不过，如今的我们能否离开各个文化和信仰传统？答案自然是不可能。我们依然需要向各个传统学习，需要依赖各个传统来发展自己的灵商。灵性也正从传统的单一的灵性、非整体主义的灵性，走向全球时代的灵性、整体主义的灵性。

瑜伽是一种走向整体主义灵性、全球化时代灵性的方式。从瑜伽看，性商、情商、智商和灵商所需要发展的内在能量，都与昆达里尼能量有关。正是这个昆达里尼能量在不同的条件下展示出这四种商能。瑜伽是一个庞大的系统。现如今很多人学习瑜伽，但并不是传统瑜伽人所倡导的瑜伽，而是一种变化的甚至可以说是一种扭曲的瑜伽。大部分瑜伽人只是把瑜伽视为身体的锻炼，这限制了人们对瑜伽的认识。瑜伽不是身体的，瑜伽只是通过身体的。瑜伽远不是人们想的那么简单。它要解决人的身心健康问题，要解决人的安身立命问题，也就是要解决性商、情商、智商和灵商这四商问题。瑜伽的这四商效果如何？用大众的语言说，如果你的瑜伽让你健健康康、明明白白、喜喜乐乐，那么你就在真瑜伽。无论你的四商数值如何，你都会在这不确定的世界，满怀喜乐，获得你的圆满。

瑜伽
YOGA

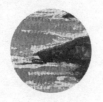

你那扯不完的心思

"我"找"我"

哲学家说，一个人只有鼓起勇气去弄明白这个"我"，他才会有自由的可能。

一个人弄不明白"我是谁"，就注定会在名色的世上奔波不息、轮回不止。

"我"没有了，就是少了一撇。少了一撇是什么呢？就是"找"。也就是说，没有一撇，他就处于不完美的、欠缺的状态。所以，他的内心就必定一直会有一种冲动，也就是他要找到他的"我"。

然而，这个"我"并不容易找到。因为人们会认同不同的东西而作为"我"。名声、财富、权力、地位、感情、欲望甚至包括观念、思想，等等，都会成为人们寻找的"我"，他们把这些认作是"我的""你的"或"他的"。然而，这些东西是"我"、是"我的"吗？或者是"他""他的"吗？如果得到这些，你就圆满了，那么这些对象或事物就应该是你或你的；如果你不能圆满，那它们就绝不是你或你的。长长的历史经验告诉我们，这些东西并不能保证我们获得圆满，就如我们喝水、喝下了水，但我们还是会渴。

世界各大文化传统都提供方法让我们努力去找到这个"我"。在印度文化传统中，智慧瑜伽就是一种独特的找到"我"的方式。智慧瑜伽告诉我们：

1. 你原本就是"我"，无须去找"我"，因为你已经是"我"。

2. 因为无法追溯的原因，你处在无明（无知）中。具体地说，你被三德（善良、激情和愚昧）所主宰、所遮蔽，陷入种种面纱，如善恶的面纱、真理的面纱、爱的面纱、存在的面纱等。

3. 只有不断超越这个无明、摆脱这个无明，你才能明白"我"不来不去，不增不减，不净不垢。

4. 若你的瑜伽仅仅落到体位或调息上，你就不能找到"我"，也不能觉悟到"我"无处不在。

5. 只有摆脱对身体的执着，对有限性的执着，才有可能找到"我"。同时，不要否定任何一种瑜伽方式的真诚努力。

6. 唯有自我知识才是解决问题的根本。觉悟了自我知识，就"我找到了我"。

7. 所以，瑜伽的机密是：转化你的生命。转化的实质就是涤荡污垢，撕掉面纱，去除遮蔽，让自我的光呈现。

8. 是否找到了"我"，一个基本的标准就是问问自己：我健康吗？我智慧吗？我喜乐吗？

超越执着和不执着的机制

我们的生活主要在两种不同的层面上，一是执着性的，一是不执的。

第一层面，我们是执着的，我们执着我们生活的方方面面，我们不仅会为似乎非常重要的事情执着，我们也会为那些非常简单的事情执着。

在修行的系统中,总听到对执着的批判和否定。

但事实上，那些修行的人，他们很可能用更高级的灵性执着取代了低级的对象性执着而已。从执着本身来看，较高级一些的执着似乎比较低级一些的执着更合理。然而，这样的断言是相对的，在不同阶段、不同时期，人的执着会有不同的优先性。

当然，执着在人的成长过程中也有很多优点和必要性。然而，终极来讲，执着总会带来痛苦和烦恼，因为执着的本质是主体和客体之间的联结关系。在执着中人们会对渴望的对象产生依附，也就是有同一性的要求，有一种认同和占有性，客体并不总是在我们所及的范围内，一旦这种认同或占有性遇到困难，或不能达成，必定会带来身心的不适，从而产生痛苦。

也因此，我们开始寻找不执的方法。例如，我们劝导人，说痛苦是难免的，等等。有的则采取各种替代方式，例如放纵，等等。有的通过转移注意力，改变生活的节奏来摆脱执着的痛苦。有的则强调生活的态度，他们相信，态度决定一切，合理的态度能克服执着带来的痛苦。在宗教领域，人们发现了新出路，那就是去寻求另一种生活的可能——寻求一种彼岸性的生活，那样的生活可以给他们带来安慰，得到身心平衡。他们倡导的是执着的转移，也可以被视为不执着，就是不执着于现实世界，但却需要执着于彼岸世界。

第二层面就是不执了。生命的任何的真诚探索者不会停止脚步，我们会继续探索不执的道路。不执本身也可以做不同的区分。有人把对物质对象的不执视为不执，但不阻止对灵性生活的执着。他们认为，执着灵性生活并不能归为执着。作为探索者，我们自然要反思，执着灵性生活是不是执着？奥义书认为，对灵性的贪执会带来更大的黑暗。当然，现实情况是，人们生活在灵性和世俗的两条船上，张力巨大，世俗之船一开启，他就痛苦无比；而灵性的船一旦开启，他也同样痛苦，因为世俗和灵性之船不能合在一起。

智慧瑜伽看到这一切，看到执着和不执之间的问题、张力或对峙。不执需要有一个依托，这种不执才有可能。单纯的不执如何可能解决身心灵的问题？空洞的不执无法理解。当我们说放下、不要执着的时候，就包含了背后的承诺。没有这种承诺，我们就几乎难以设想不执。老子要我们不执，但老子有承诺，那就是对道的体悟。同样，智慧瑜伽要人不执，同样有承诺，那就是对阿特曼的觉知或对梵的觉知。

这时，我们可以看到，正是无明或无知，让我们陷入执着和不执的图像中，执着和不执都是我们心意中的现象，就如解脱和束缚是心意中的现象一样。在心意之外或超越心意，不存在解脱，也不存在束缚，或者说，不存在天堂，也不存在地狱。

所以，我要说，超越执着和不执的机制就在于我们对至上自我的觉知或认同或体悟。基于至上自我，我们可以表现出执着，也可以表现出不执，但本质上一旦我们觉知至上自我，我们所做的本质上就不再属于执着和不执的范畴。表象上可以说是，但本质上不是。亲爱的朋友，努力去达成你们对至上自我的觉知吧。这不仅仅是一般性的、知识性的觉知，更是存在论上的觉知，是身心灵的整体性觉知。当然，当你觉知了那至上自我，你就会觉得我在这里说的是多余的了。

走向自由的四重障碍

对于我们追求心灵自由的人来说，通向自由的道路非常艰难。根据吠檀多经典，走向自由主要有四重障碍，它们分别是：麻木 (Laya)、涣散 (Viksepa)、执着 (Kasaya) 和享受 (Rasasvada)。

首先是麻木。某人，一旦麻木、对外界没有任何感受或体悟，对于心灵的自由没有渴望甚或想法，那么他就会陷入一种高度遮蔽的状态。此时，其三德中的答磨一德占了绝对地位。从世俗角度看，一旦某人麻木了，那他什么事情都难以成就。从智慧修行的角度看，一旦某人麻木了，修行就更加难以达成。我们不能指望麻木之人成就自由。在智慧的路上，需要极大的自我努力。自我努力才是成就一切的根本，圣人瓦希斯塔甚至把自我努力直接等同于人的命运。

涣散则是第二个障碍。心意涣散，精力无法集中，宛如浪花无法打散岩石一样，在智慧瑜伽的途中则无法撬动真理的门。对于这样的涣散之人，要找到克服心意涣散的方法。例如做一些瑜伽哲学的训练以及冥想训练。有人说，瑜伽就是专注。涣散的原因很多，但心意中本身存在的问题需要及时解决。

第三个障碍就是执着，而执着也是根本性的障碍。这个世界之所以变得如此，就是因为人们对名色的执着。执着是三德的行为，程度有高有低。人会因为执着而成就，也会因为执着而破灭。基于答磨之德的执着容易导致各种暴力，基于罗阇之德的执着容易形成无端的纠结。基于萨埵之德的执着会带来道德的光辉，但有时以美德名义而来的执着，其实际的效果也会很差。当然，人的三德并不固定，在一个人那里，三德往往高度混合。随着自我觉悟程度的不断提高，萨埵之德带来的光则会越发亮堂。

最后是享受。享受是私我的本性。人人都渴望享受，不管是物质的还是精神的。享受意味着作为主人的私我之成功。从吠檀多的角度看，你吃穿用度，并不是为了你自己，而是为了至上者。我们本性上是喜乐的、自足的，并不依赖任何外在享受性的对象。但实际上绝大部分人都是高度依附性的。我们只能通过感受喜乐的折射来享受生活，生活才有动力。但是，我们知道，这种享受是二元性的，总会陷入各种张力中。现象层的享受和执着最终导致人的生死轮回。

为什么你的三摩地会掉下来

瑜伽中重视三摩地，或者瑜伽就是三摩地，因为三摩地让我们喜悦和平静，最后让我们摆脱限制身心的乌帕蒂（条件）。三摩地有不同的层次，除了达到无想三摩地，其他的三摩地都不稳定，也就是说，你的三摩地会掉下来，或者你会从你的三摩地中掉下来。

一般来说，三摩地分为有想三摩地和无想三摩地。有想三摩地可以分为五类：一是有寻三摩地，特点是专注对象，使某一特定的对象和其他对象分离。二是无寻三摩地，在同样的冥想中，努力排除各种要素，如其所是地思考它们。三是无伺三摩地，专注于微妙、精微元素。四是喜乐三摩地，它放弃了各种要素，集中于思维对象本身。五是私我（asmita，也翻译成我执、我见、自我、阿斯弥达）三摩地，它摆脱了三德中善良之德之外的德性。有个故事说，天帝考验某个圣人，这个圣人因为"职责"而最后堕落成了杀人者。也有一个觉悟的国王，因为他对一只鹿心生慈悲，专一专注，最后竟成了鹿。这些故事说的都是三摩地带来的成效。

可以看到，我们人人都可以达到三摩地，只是我们所达到的三摩地多是比较浅层的三摩地状态。当你非常专注地做作业、干工作、听音乐、玩游戏等的时候，你就已经进入三摩地境界。然而，这些都是无法持久的状态。人们几乎所有的三摩地状态都在有想三摩地中。既然是有想三摩地，我们就可以发现这种三摩地的"漏洞"——离开了对象，无论是外在的还是内在的，无论是粗糙的还是精微的，也就离开了三摩地，或者掉出了三摩地。检验一下你的冥想，是外在粗糙对象性的，还是内在精微的念头，是专注于精微的五大元素，还是专注于思维本身，甚至根本没有任何粗糙或精微对象的，对照一下，你便可以知道为什么你的三摩地会掉下来了，如此我们也可以明白努力的方向和办法了。

无想三摩地可以被理解为高度的专注状态，达到原人与原质的分离，处于独存之境。

七轮与喜乐

智慧瑜伽关注喜乐，让人们过更真实而非异化的生活，过一种自然喜乐的生活。那么，在吠檀多中，真的喜乐如何传递呢？

喜乐是人的自性中的，是原本就在的，是恒在恒定超然的。但是，在摩耶（现象界）中的人，他们所能经验的喜乐是分层次的、有限度的。从感官的快乐到智性的快乐，到不执的快乐，再到梵乐，它们并不相同。我们从脉轮的角度来看看喜乐是如何传递的。

第一，根轮。人需要根基，而根基不足，则是缺乏，缺乏就生恐惧。所以，喜乐的展示就是得到保护。从信仰上说，根轮是他的根本保障，喜乐的展示就是得到"神"保护的喜乐。

第二，生殖轮。人有需要、有欲望，并总和期待、想象结合，谁能帮助人们达成目标谁就可以是神。喜乐就是实现欲望（尤其性欲和占有欲），想象得以实现（梦想成真）。倘若不行，人之信仰中的"神"就会被颠覆或推翻，也就是"上帝死了"。

第三，脐轮。身体需要能量，能量不足，就生担忧，所以基于此的"神"是慈善与和平的"神"，其偶像之"神"散发着和平之气。在一般层面，有的吃，有的喝，得到口腹之乐也。得到财"神"、食"神"之护佑就是最大的喜乐。

第四，心轮。需要被关注，需要被爱和爱。"神"是带感情的爱的上帝。他满足你的情感、情绪。喜乐就是爱和被爱，并且可以感性化、情绪化。耶稣宣扬的那位就是爱的主，可以和他来往的主。在《薄

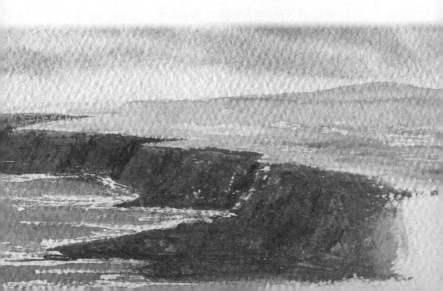

伽梵歌》中的那位克里希那，也是爱之主。在净土宗中，西方阿弥陀佛是慈悲的主，是和你相应的主。

第五，喉轮。这一轮展示创造性。"神"是创造者。喜乐就是参与创造。

第六，眉心轮。这和私我有关。但如果人们达到无私的境界，就具有极大的吸引力。无我的人是偶像，可以被视为"神"。喜乐在于达成无私之我，或跟随无私之我者。

第七，顶轮。出身的喜乐，达到无我，达到觉悟的喜乐。其基本的特点是不执着的喜乐，超然的喜乐。最大的标志可以"唵"（Om）。唵是最大也是最简单的神性象征。喜乐是非二元的，非常人所能轻易达到。

七轮的强弱，以及它们和身心健康之关系的处理，则是一种技术性的工作。我们可以找到很多有效的方法开发我们的七轮，七轮达成平衡，从而获得健康、喜乐和智慧。

需要提醒的是，上文谈到各种"神"，我们可以从象征（或原型）的角度去理解，可以从潜意识投射的角度来理解，这样，很多问题就容易说得通，并可以为我们大众理解。

告诉你，你不是心意

心意的本质是运动，并且非常具有偶然性！认为心意可以中止，安静，其实是不可能的。《瑜伽经》说，瑜伽是控制心的意识波动，说的并不是中止心意波动，甚至终止心意，而是让心意的波动处在"自主可控"的安全范围内（对于一般人），或者处于很少的心意活动中（对于圣人。其实很多修行者，只是把诸多活动放弃了、简化了，或隔离了）而处于超然的心意状态（觉悟者）。或者，用大白话来讲就是，我们要做心意的主人，不要做心意的奴隶，最低限度我们要做心意的目击者、过路的人，看着心意如流水般流过即可。

要心意自主确实很难。心意的本质就是波动，只要心意在，就不能中止，也不能终止，一波接着一波不停息。但是，我要告诉你，你并不是心意——

本质上，你是自由的。但你需要觉知这一点。心意可以成为客体，可以成为器官工具，它具有原子性。在吠檀多中，觉悟是觉悟到自己是至上自我，并安住在至上自我中。尼萨格达塔，他的那本最有名的《我就是那》，说来说去，最核心的就是一句话：你就是那至上自我。

斯宾诺莎说，一切的学科都需要和至高目标联结。瑜伽这门控制心意的学科也不例外，尽管跟从它并不容易。很多时候，修行或瑜伽，修道或修持，只是私我（ego）的设计。大部分时候，我们大家只是在私我的设计中生活，包括修行。所以，《薄伽梵歌》才会说，万人中有一个人追求"我"，而那众多追求"我"（至上自我）的人中，只有一个抵达。大部分时候，我们只能在私我的世界中而难以出走。

不过，心意不能中止或终止，并不等于我们不能控制心意。如果我们和对象隔离开来，心意波动就少一些；如果我们刺激或受到刺激，心意波动就多一些。但无论怎样，心意本身就是运动的。如果心意很多，也就是念头、想法、观念很多，情绪很多，那么我们就会遇到很多问题，但如果我们隔离对象，它们就动不起来，不被激活——心意是点状线上的点，彼此断裂的，只是我们觉得心意好像是连贯的。如果跳出了心意的钳制，心意就无法再带动你，或者我们可以有意识地让心意动起来，因为你才是三德的主人。一旦摆脱了心意的束缚，心意被搁置起来，我们就平静了。如果我们需要心意来显现三德之态（善良、激情、愚昧），我们就可以做自主的演员。人们一般只能被动地做并不自主的演员，所以总在轮回中，体验二元性的痛苦和快乐，且不知所以。八支瑜伽，可以说就是一种特别的处理心意的方法。前五支，是一种特别的"隔离"或"调整"；后三支则是把心意"疏导"到更高的层面，最终脱离心意的控制——而这一切，本质上和心意波动无关。

一旦心意变了，你也就变了。在智慧瑜伽里，解脱在心意、束缚在心意；天堂在心意、地狱在心意。心意是一切的一切。心意创造世界，我们生活在心意中。种种状态都是我们心意的创造，它们对我们都是真的。只有你醒来了，梦的状态才知道是自己心意创造的。如果心意做了更新（update），就如从梦里醒来，生活就会不同。但这同样是一种意识状态，并不是绝对的。你也可以从醒态再次进入梦态。醒醒梦梦，我们可能就这样来回轮回着。要进入解脱性生存之态，就需要始终保持清醒。

所以，我要再一次告诉你，你不是心意。

如此。而已。

从"被健康"到"自主健康"

当下，人们陷入了众多"被健康"的困境而不自知。铺天盖地的营养和医疗产品广告让人们进入"被健康"的境况。其实，这种被现象在各个领域都存在，当然也包括瑜伽这一大的领域！我们要身心灵的健康，但"被健康"总是难堪的、不由自主的、缺少自觉的——本质上这种"被健康"是不健康的。

身心灵健康的健康应该是自主的（self-dependent）。有人说，健康如何自主？我们不是医生，我们如何知晓健康与否？世界如此不确定，健康也难以保障。在这不确定的尘世，我们如何"自主健康"？这些都是大家普遍的疑问。

健康，不是他人说的，而是你自己行的。智慧不是他人写的，而是你自己证得的。爱，不仅仅是你口头上说说的，而是通过你展示的。在生命的道路上，基于对人体身心的整体把握，根据个体三德，基于本质自我，我们要确定自主的健康之道。自主健康要超越"被健康"和主动健康，洞彻三德平衡的奥秘，获得自在—和平—喜乐。

"自主健康"需要我们从身心灵三个方面来推进，需要坚持三个基本原则：合适原则或够用原则、生命超越运动和非运动原则、合道原则，其成效也有三个原则：肉身·健康原则、心智·智慧原则、心灵·喜乐原则。看你是否是自主健康的，就只需要看看你的这六个原则如何即可。

你那扯不完的心思

这个世界上最复杂的是什么？不是物，而是人。人是这个世界上最复杂的。

很多人纠缠在关系的大海中。他们的心思就如大海上的泡沫，不断泛起，不断消失，不断泛起，不断消失，扯也扯不完。

关系本质上是苦。正因为关系是苦，才有人走上各种极端，也才有各种超越的尝试。

复杂的关系，往往成为一种枯局！生活中，可以看到各种各样的枯局。如果一直陷入那样的枯局里，那么，时间耗费了、精力耗费了、一点仅有的生命能耗费了。追求超越者，必要破局。只有破局，才有出路。智慧瑜伽是破局的智慧，对于日常中你那些扯不完的心思，智慧瑜伽以其智慧之剑砍断连接的锁链，获得轻省。《伊莎奥义书》说，智者已经觉悟到他自己更高的自我就是一切，他可以看见整个存在的独一性（非二元性）。还有什么忧伤和虚妄能够压垮他呢？你那扯不完的心思，无非就是对内外的执着，一旦你认知到你自己更高的自我就是世上的一切、一旦你在世上的一切中看见了那个独一的存在，你那没完没了的小心思还会压垮你吗？智慧是你本有的，你那扯不完的心思只不过是原质三德的流动而已。醒来！站起来！识破你那心思的诡计，识破你那各种枯局的虚妄，认识你那独立的自我，认识世上的一切皆是你那高贵自我的显现，自在，逍遥，喜乐。

瑜伽
YOGA

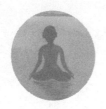

整理你的生活

讲故事，而非简单地研究故事

会讲故事的人到处受到欢迎。但研究故事的人或许更高级，但他基本上不受欢迎或者不会有多少人关注。前者是原创，后者是研究；前者带来特别的新质，后者让你明白深处的奥秘。但是，大多数人并不喜欢奇妙的故事变成理论的说法。你要学会讲故事，而不仅仅是研究故事。

英国剑桥大学的库比特（Don Cupitt）教授组织了一个全国性会议，主题是"故事"。他说通过故事，某个主题或思想有了更大的通道，有了更多人的关注和受益。对大部分人来说，单纯的理论力量难以有吸引力——除非某种例外。

人需要会讲故事。有故事的人，总是容易为人所关注。企业要会讲故事。谈企业成败故事的人总是比研究该企业故事的人更受欢迎。团队需要会讲故事。团队有故事，往往就有内在的凝聚力，江湖上就会有他们的传说。哲学也要讲故事。好的哲学要变成故事。你看《奥义书》《至上瑜伽》《柏拉图对话录》，甚至罗素的《西方哲学史》，就可以明白这一点。瑜伽同样要会讲故事。在具有5000多年历史的瑜伽发展中，吸引人们关注的往往是那些迷人的故事——从神话到现实，说不完也听不完的故事。

当然，最重要的是，你要让你自己有故事，甚至你自己也活成了精彩故事。

沟通和瑜伽正念

有人有着一身的瑜伽功夫，但却不知道如何把瑜伽功夫传给他人。这往往主要是因为他缺乏沟通方式和能力。

我们习练瑜伽需要正念。在瑜伽的传播和教学上，不仅需要正念和坚持，还需要有好的沟通方式和能力。在很多时候，主管瑜伽馆运转的馆主并不需要有深奥的专业瑜伽知识，但一定需要有良好的瑜伽沟通能力。如果瑜伽馆主缺乏沟通的能力，他的瑜伽馆就难以顺畅地运转。各种瑜伽学习班也是如此，如果瑜伽老师或教练缺乏和学生的沟通能力，就难以收到教学应有的效果，甚至会产生误会或失败，而成为不受欢迎的教练，甚至引发学员的强烈抵制。

从脉轮这一角度来看，沟通力涉及我们的喉轮的开发。有人天生具有好的沟通力，但多数人需要学习和开发，提升喉轮的功能。如果不能很好地开发此轮的功能，可以考虑转移行动的重点。有人瑜伽的智商得到了很好发展，看过很多书，思考过很多问题，但喉轮似乎堵塞厉害，经过很多年的风雨也没有多大提升。有人瑜伽懂得真多，但目中无人，自以为天下老子第一，没有了他，似乎瑜伽的整个圈子就会崩盘。告知其问题，希望他有所提升，但却因为其喉轮堵塞，你必定会被误解。这样的人，在瑜伽中并不少。

　　如果你从事瑜伽，如果你关注你的脉轮之健康，你就可以注意到很多很有意思的地方。瑜伽讨论人的成长，涉及完整健康的方方面面。瑜伽关注沟通，注重我们的真实喜乐。没有良好的沟通能力，何以获得瑜伽的喜乐？瑜伽的可能，从本质上来说，是基于自我的内与外的沟通—协调的能力，并将这种能力展示开来，扩展到内外，使得瑜伽人自己、相关者和最终的喜乐（ananda）连接在一起。

告诉你一个瑜伽的海

　　瑜伽是一片海。智慧瑜伽，自我探索之道，特别适合皮塔（火）类型的人。行动瑜伽，无私服务之道，特别适合卡法（水）类型的人。胜王瑜伽，整合各种瑜伽之道，是瑜伽之王，适合各种体质。虔信瑜伽（奉爱瑜伽），爱之道，特别适合卡法（水）类型的人。

　　克里亚瑜伽，特别适合瓦塔（风）类型的人，但其内容丰富，可以满足各种体质类型的人。一

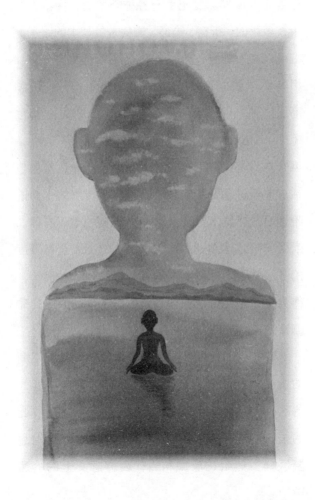

是曼陀罗瑜伽。曼陀罗有各种类型的，修法也是丰富多彩的。祈祷、唱诵、赞美是最基本的路子。它可以进入其他各种瑜伽中，但展示形式有变化。坦特罗瑜伽（Trantra，密教瑜伽），分低级和高级两种，也包含央陀罗（Yantra）和昆达里尼（Kundalini）瑜伽。人们对这种瑜伽多有误会，但它本身是严肃而神圣的修行体系。哈达瑜伽包括古典哈达瑜伽和当代哈达瑜伽，传统的古典的哈达瑜伽把身体当通道，不拘泥于或执着于身体。当代的哈达瑜伽则主要集中在体位上以及有限度的呼吸法上。阿育吠陀瑜伽（生命理疗瑜伽），作为生命中心的瑜伽体系，超越了各种形式的瑜伽流派。

不同形式的瑜伽，对不同体质的人具有不同的吸引力和功效。我们难以学会所有这些形式的瑜伽，但我们需要明白它们的存在以及彼此的关系。尤其是，在学习哈达瑜伽时，我们需要区分古典哈达瑜伽和当代西方意义上的哈达瑜伽。

信仰的佛陀和历史的佛陀

没有明显的证据表明佛陀读过奥义书，绝大部分的奥义书是佛陀之后的，甚至更晚才出现的。不过，至少有两个大的奥义出现在佛陀之前。佛教里的很多思想来自奥义书则是事实。我们要区分信仰的佛教和历史的佛教、信仰的佛陀和历史的佛陀，不要用信仰的佛陀去干扰历史的佛陀。印度传统里很多人尊重佛陀，佛陀被大众接受，甚至被接受为印度智慧传统的一个部分。当然，也有印度宗派如毗湿奴宗矮化佛教，把佛陀视为他们宗派中一个神的化身，并努力去完成他的历史使命，这与佛教矮化印度教的很多神灵是类似的。神话的佛教和神话的印度教，它们彼此有很多交集，彼此挪用系统或概念。不过，那些修行还是在各自的系统中。需要我们注意的是，全球时代，很多情况正在发生变化——灵性也一样随着时代变迁在快速发展，我们需要面临信仰间灵性、宗教间灵性——这些是历史上很少涉及的。

放下就是自由

不断有人抱怨叫苦。看看他的生活本身，我们发现：不能少了他要吃的，不能少了他要喝的，不能少了他要评定的，不能少了他的位置，不能少了他的名声，不能少了他的爱情，不能少了他的财产，不能少了他的……对他说，少了或者放下其中一项如何？他说，不能少了，也放不下来。来到世界上，就是要得到这个得到那个才算活过，才有意义。

是啊，你来过，你活过，但你不是在叫苦吗？你不是在抱怨吗？你抱怨什么，你大概就是什么。如果你的生活那么糟糕，你这样执着得失，你还有什么值得抱怨的必要？

你没有一种所谓的个人竞争力是永恒的，你没有一种资产财产是稳固的，你也没有一种情爱是不变的。你渴望自由、丰富和圆满，但因为你执着太多，而难以满足。通过消费，通过更大的名色泡沫来遮蔽生活的真性，就如通过各种调味品来遮蔽食物本身味道一样，并不是解决问题的根本之道。在自我制造的名色中，你是否思考过你自己确立的是非好恶正邪黑白的二元标准是否有什么问题？你的虚无感，你的不快乐，你做事的极端二元，你是否思考过你这样是不是符合你真正的本性？你执着，这使得你继续活在他人的图像中，你在你自己制造的名色中不断折腾，你只好抱怨这个抱怨那个而叫苦连连。

抱怨本身、叫苦本身这样的行为，就已经提醒我们需要安静下来，需要反思。不快，烦恼，忧虑，折腾，埋怨，虚无，极端，抱怨，纠结，痛苦，基本上都是因为我们的放不下。哪怕只要稍稍放下一些，我们就可以得到不少自在——不放下，不自在；小放下，小自在；大放下，大自在。

能不能放下，主要还是看他有没有内在的基础，即有没有根。如果没有看到自己本性的圆满，就难以放下。多点反思，尽可能超越自己的私我，看看问题，看看周遭。或许开始你会立足一些对象，但无论怎样你最终都要立足自我。这其中的奥秘并不难懂，但却是需要很大的努力和勇气。

或许你会说，这对大部分人是不可能的。其实，自我根基的大门一直是开着的。只要你愿意，只要你愿意走近那扇门，只要你有勇气走进去，这些就都是可能的。

你就是苏磨

喜乐瑜伽（ananda yoga）是一个通俗的说法，它是一个开放的系统。我们也可以用一个更加形象的词来表达：苏磨瑜伽（soma yoga），因为苏磨就是喜乐。

对于身心统一的我们，苏磨可以在不同的层次发生作用并得到理解。我们的身体就是苏磨，我们的能量就是苏磨，我们的心意就是苏磨，我们的智性就是苏磨，我们的喜乐就是苏磨。最后，我们的纯意识（阿特曼）就是终极苏磨。苏磨和阿耆尼（火）有关。火是一种转化性的力量，苏磨是一种滋养性、维系性力量。

一个人的生命依赖苏磨。苏磨展示为三个层面：普拉纳、特伽斯和奥伽斯。普拉纳就是生命能量，在奥义书里已经谈论了很多。但特伽斯和奥伽斯，很多人并不很熟悉。我们修习帕坦伽利瑜伽，我们认识瑜伽八支，但我们如何深入八支？如何喜乐地习练八支？如何更好地运用制感？如何开展调息？有没有苏磨的调息？或者，简单地说，我们如何成就我们的苏磨？

首先，我们要肯定这个世界的一切，坦然接受一切，充满喜乐地肯定一切。只有坦然接受一切，用库比特的话说，Yes to Life！我们才有解决一切问题的可能。

其次，肯定一切的同时，用我们的不同身体去对接！世界呈现了一切，但如果我们不能有一个合适的对接，那也麻烦。我们的身体可以从感官到智性，到直觉，到身体智慧，到灵性直觉，只有合适的对接才是对的。

再次，透过一切的呈现，看到那个统一的"一"

（the One）。安住于这个"一"中，或者这个"道""梵""天""存在本身"中，我们就安住在光之光中，水之水中，火之火中，爱之爱中，苏磨之苏磨中。

第四，创造性地参与"一"的显现之中，处于合一的存在之境。

最后是行动与默观的合一。

如此，可以说，我们就能够成就我们的苏磨。

委身的层次及修行问题

委身，就是把自己交托出去。在坦特罗瑜伽中，交托最终可以解构一个人的私我（我慢、个我），而达到三摩地觉悟境界。一般而言，修行坦特罗瑜伽需要有良好的合作伙伴，这个伙伴可以是妻子，可以是长期的伴侣或恋人。这一瑜伽的奥秘建基于对生命奥秘的深刻认识。不过，如果缺少瑜伽禁制和劝制的良好修行、缺少对生命本真的认识，委身则可能带来巨大的危险。

委身可以分为三个层面：

第一层就是身体的敞开，这个敞开是双方的。如果是单向的交托，那么会让其中的一方或双方感到难以忍受、尴尬，甚至是恶心。这一层的交托只是起步，是打破假我的起步。

第二层交托是心意的交托，这一交托同样是双方彼此的。核心是彼此有共同的成就自我的心愿。如果交托的双方依然存在自然的爱，那么在这个交托过程中出现的问题比较容易调整。

第三层是灵性的交托。这一交托同样也是双方彼此的。在人文主义环境下，而非有神论的环境下，做出这个交托，需要巨大的勇气。

一个人一旦做了交托，其私我、个我就面临着瓦解。在这个瓦解中，因为全然的信任和信心，可以获得喜乐、平静、身体流畅、健康，充满阳光、爱心和慈心。

没有可以信任的合作伙伴，是否可以学习这样的瑜伽呢？一般来说，是不可以的——特别是缺乏人生经历、人生阅历的人不适合这一瑜伽。没有足够的资格，学习坦特罗瑜伽是很难的。但对于极少数探索者，则不能轻易判断。事实上，这是一场自我的探索和治疗过程、回归自我的过程。

十字架瑜伽

在瑜伽修行中，具有西方文化背景的人如何能在自己的文化中实践瑜伽？或者受到西方文化影响的人，如何去习练瑜伽呢？这里简单地和大家谈谈十字架的奥秘——十字架瑜伽。

十字架是古代罗马人处理犯人的工具，上了十字架就是接受惩罚。古罗马时代，不知道有多少人遭受了这样的酷刑。在西方文化中，曾有一个人遭受这样的酷刑，并因此影响了西方文化 2000 多年——这个人就是耶稣。

耶稣是觉悟者，是生活在新世界的一个人。他试图让人们过一种属灵的生活，也就是悔改后的生活。但几乎没有什么人能完全理解他。但他就是那样宣扬并实践。悔改后的生活就是觉醒的生活（佛教），就是解脱的生活（印度教），就是得救的生活（基督教），就是没有罪的生活，就是非异化的生活（马克思）。耶稣是生命中心，他摆脱了各种束缚，就如天空的太阳照耀世界。然而，那个时代的大部分人都不认得他，尽管他的光芒万丈，但人们因为罪的遮蔽，或无明的遮蔽，见不到那光，他们就如柏拉图所说的洞穴里的人。耶稣的光不仅没有为人们所接受或感受到，他无比的爱也没有传到大部分人那里。光明被黑暗遮蔽，无限被有限束缚，真理被谬误束缚。他被抓了起来，遭受陷害，被钉在了十字架上。

在十字架上，耶稣是觉悟的，是清醒的，尽管也体现了人性的一面，甚至有短暂迷幻的一面。然而，我们应该说耶稣始终是清醒的，并始终处于爱中，他爱每一个人，爱自己的弟子，爱自己的家乡，爱那些不理解他的人，爱那些迫害他的人。他之所以面临这样的"迫害"，是因为人们不明白（无知、罪）。普通人无法理解他，甚至他自己的弟子（彼得）也无法理解他，因为他们不明白（无知、罪）。

耶稣同样宽恕他们，求上帝宽恕他们——他们只是被无知（无明、罪）遮蔽而已。他们不知道自己在做什么。

耶稣的瑜伽是爱的瑜伽，是行动的瑜伽，是智慧的瑜伽，是生命中心的瑜伽。透过十字架，耶稣向我们彰显了一种新生命，一种高贵的生命，一种觉悟的生命，一种神性的生命。

我们也可以透过十字架，想象自己就在那高高的十字架上，看看十字架下的人群——观他们的表情，观他们的心理，听他们的声音，观他们的期待，观他们的行动。然后，反思自身，反思三德的运作。就像耶稣一样，感悟目击，感悟超然——但同时，对世界充满慈悲。

Namo Jesus, Namo Christ!

及时断然地整理你的生活

克里希那对阿周那说，依据自己的职责行动比依据别人的职责去行动好多了。不要脱离自己的本性（《薄伽梵歌》）。基于生命原则，我们需要及时地、断然地"整理"我们的生活。整理生活就是沿着"真理"的道路依据我们自己的职责生活。

我们有多重的宇宙观、世界观，有多重的宗教和哲学，有多重的生活规则和限制，但我们并不一定因此而过上更好的生活。我们天天习练瑜伽，天天吃素念经，但我们未必过上更好的生活。我们常常成了各色图像的奴隶而非主人。我们很可能会成为宗教中、哲学中、大师教导中、他人生活规范中的棋子，而失去自主和独立。我们的生活需要一种态度，需要一种水平和垂直维度的发展和转化。这个转化依赖光。在不同层面，我们需要不同的光，需要点燃那光。但是，你可能根本不知道在哪个层面，也不知道需要什么光。于是，你找各种法子自救。

古代希腊怀疑论大师皮朗非常厉害，他排除两端、走出了一条中道（middle way）。皮朗说，人的大量恐惧、焦虑、担忧、愤怒、纠结等来自各自语言的判断。他老人家不判断，不焦虑，不恐惧，活了高寿。这也让我们想到佛陀的中道观。佛陀一般并不谈论那些"没有"答案的形而上学问题。佛陀不是形而上学家，而是实践家，佛陀的原创思想四谛八正道并不是一种形而上学，而是一种经验论。

不过，所有的言说，都是一种指向，一种指月的手指，而非那空挂树梢的大月亮。金色的私我之面纱遮蔽着真理的面容。人们呼唤那位金色的太阳神，人们渴望他，渴望金色的太阳神把温柔和智慧的光聚焦在身上以便我们能够理解真理超然的形象。

作为生物体，我们人渴望持续性，期望自己不会死去。但不死是不可能的。由于我们会认同这个生物体，所以会感受到痛苦和烦恼。我们这个生物体非常复杂，包含不同的维度，假我（我慢），被遮蔽的真我（个我，受束缚的灵魂），不受束缚的真我（阿特曼），终极的自我（纯意识、梵）。作为生物体，只要我们认同我们的躯体（肉身），认同我们的心意创造的对象，我们就生活在假我中，我们就有各种痛苦和快乐。但这个假我是一个系统，一个创造出来的系统。这个假我渴望持续，渴望满足，它最惧怕的是断裂和死亡。为了避免这个断裂和死亡，它奋斗不息，折腾不止，它不断设计"幻境"来束缚真我。

但阿特曼不会死亡，永恒存在，它超越生死，没有二元性，光辉灿烂。乌达拉卡的儿子那吉盖多对死神说，在尘世的凡人中，那些已经臻达不朽者，当他们沉思了由美色和颂歌带来的短暂快乐之后，还会庆幸长命百岁吗？（《羯陀奥义书》）死神告诉那吉盖多，有许多人毁灭在了财富这条路上。智者从不悲伤，因为他知道，那无身的、巨大的、不朽的和遍及一切的阿特曼，寓居在所有凡人的身体中。我们的灵魂或受束缚的真我不会真正死去，因为它的根基即阿特曼永恒遍在。

如此，我们要过什么样的一种生活？我们要如何过我们的这一生？弗劳雷（David Frawley）先生意识到，对当下人，特别对年轻人，关心身体本身也是很有意义的。到时，身体的健康对他们走向更好的人生有意义。但仅仅关心身体是不够的，只关心当下的粗身之健康和长寿并不能真正解决问题。我们需要及时断然地整理我们的生活，我们需要有一种内在的转变，是朝内之道，不是朝外之道。有了真实的转变，每个人都可以感受到当下的不朽。

如果我们能够及时、更早地意识到更真实的生命，能把我们的生活和生命立足于"不朽"之上，整理再整理，返回来，过一种重生的生活，那是何其之美。当然，要认识不朽者，不能凭借言传，不能凭借智性，也不能凭借博学。只有用心勤奋寻求它的人，才能获得它。愿你我都是那用心的人。

Om Ananda！

生活就是萨古鲁

当你发现一个人对谁都充满了批判；

当你发现一个人只认为自己是对的，其他人都是错的；

当你发现一个人说他自己修行很好，其他人都不觉悟；

当你发现一个人要求他人如何，却不见他反省自身；

当你发现一个人傲慢骄横，却以科学、公正自居；

当你发现一个人处处找人茬，却标榜他自己是真理；

当你发现一个人把什么都纳入他的"真理系统"内，凡不合乎他"真理"的就是错误的，并尝试要他人改变的；

……

当你发现这些的时候，你就当提醒你自己。

你的生活本身就是大导师、萨古鲁（Sadguru）。起来！醒来！走近萨古鲁，向他学习。

通向自我的道路，像刀锋一样难以行走。即便如此，你也要前行。那在这里的，也在那里；那在那里的，也在这里。一切只依靠你自己。没有人仅仅依靠向上的命根气活着，也没有人仅仅依靠向下的下行气活着。只有依靠那自我的，才能活着。

瑜伽
YOGA

自我知识才是瑜伽真正的利剑

真知识是"有限的"

有人说，知识是无限的，传授知识也是无限的。

这话似乎没有什么错。站在三界看，世界变幻不定，有关变幻不定的对象的知识没有穷尽。知识是无限的，传授也是无限的。

然而，我们是否有可能在这无限的知识海洋里得以安住？我们会不会被对象的知识信息所遮蔽，反而不得自由和喜乐？

哲学是具体知识之后的，古代希腊哲学家亚里士多德称之为"物理学之后"（即形而上学）。哲学家普遍认为，只有形而上学才能跳出具体的知识。

古老的吠陀传统包含了亚里士多德所称"物理学之后"。在古老的吠陀传统中，仙人们日夜反思，探索人生的奥秘，寻求摆脱束缚、获得自由的方法。

最终，他们获得了自由，明白了真理、自在和解脱，臻达人生的最终圆满。他们和弟子的对话构成了伟大的《奥义书》。《奥义书》直达问题的根本，不纠缠于具体的对象。也就是说，仙人们关心的核心不是有关三界对象的知识信息，不是有关三德运动的无穷无尽的知识信息。因为这样的知识不是根本，不是究竟的自我知识。

这些上古的仙人们认为，真理是有关知识的知识，这个知识就是自我知识，就是有关纯粹自我的知识。一旦明白纯粹的自我知识，人们就会摆脱悲伤，终结轮回，结束痛苦，获得自由，实现人生的最终圆满。

可以说，真正的知识是知识的知识，是知识的终结！我们也可以说自我知识才是真知识，是觉悟性知识，或者说是救赎性知识，或者说拯救性知识。一旦获得了这一知识，我们就可以说，知识是有限的，而不是无限的。这个有限的最后依据是基于"人择原理"。以摆脱痛苦、消除烦恼、宁静自然为依据的人择原理，是讨论和实践"知识有限论"的理据。

如果你持续不断地学，所谓的知识（信息）越来越多，多到你的脑子再也装不下，但你的心依然不安稳，你的烦恼依然不断，你依然恐惧担忧，你依然提出你是谁这样的问题，那么，你那么多的"知识"就不是真知识。

真知识不是越来越多，而是越来越回归本然，超越于日常的知识和无知，回到实相本身的。真知识是一种安住，是一种无异化、无遮蔽的自我安住。

真知识不是一种关于对象的信息，而是一种存在的状态，是"存—在"，Being，是梵本身或纯粹意识本身的展开状态。一旦明白，觉悟，觉醒，你就安住那真知识中，你就成为那真知识！这个时候，你就可以理解耶稣说的那句"我是真理"，或《薄伽梵歌》等经典里说的，主是真理。

你跟从一个导师，天天接受那么多有关自然、社会、人生的知识信息，但你依然无法解决你的身心焦虑，无法摆脱你的烦恼，无法脱离三界对你的钳制，那么，请再去寻找你的精神导师吧！

知识有限，觉悟有时，努力找到自己的精神导师，实现今生的健康、智慧和喜乐！

真我和至上自我

真我，是指瑜伽中的核心阿特曼（atman）。至上自我，是指瑜伽中的梵（Brahman），至上存在，纯粹意识。

我们知道，个体自我（个体灵魂，吉瓦，jīva）就是阿特曼（真我），阿特曼就是梵（纯粹意识）。也就是，个体自我就是梵。如此，我们才能比较容易理解，我不是这个身体，我不是这个心意，我不是这个智性，我不是这个能量。

梵遍布一切，在一切地方，也遍布我们的内在。这个遍布我们内在的纯粹意识，从人的角度，也就是从身心限制的角度来看，梵似乎就在我们这里了，梵就在我们内在的心中。这个内在的梵，我们把它理解为阿特曼，是我们的真正本性。但是，这个阿特曼不受任何限制，所以，和梵没有任何区别。但我们（似乎）受到了限制，我们把这个阿特曼（似乎）限制了，这个受限制的阿特曼被理解为吉瓦（个体灵魂）。于是，这个感受到种种局限的个体灵魂似乎感受到了轮回，即一切的二元性。

不过，因为这个个体灵魂的受限，它不再认同自己就是阿特曼，而是认同外在的限制物，即我是这个身体，我是这个身体中出现的观念，我是这个心意，我是这个智性，我是这个能量，等等。更进一步，他会认同自己的任何附属物，认同自己的某段感情，认同自己某项成就，认同自己做的某件事，认同自己制造的某个幻境，等等。这些认同都会带来二元性的体验，并受制其中。

其实，就如蜘蛛吐丝再吐丝，无花果树长了又长，包括你在内的所有一切，都出于梵。觉悟，就意味着认识到这种认同的错误，并从这种错误中解脱出来。当我们明白了我们就是阿特曼，这个阿特曼就是梵，就是至上自我，我们就会超越三界，超越粗身、精身和因果身，就会如圣人八曲一样自由。

你就是梵，你就是自由，你就是喜乐。这是何其奇妙，这是何其奇妙，这是何其奇妙！这超越了一切的神秘，因为这就是神秘本身！

明白了我所说的。愿喜乐伴随你一生！

OM！

瑜伽能量修持九经

这个世界是个巨大的能量世界。能量具有不同的层面。从宇宙无限的能量到个体有限的能量。个体有限的能量和无限的宇宙能量之间存在天然的联结。瑜伽修习的根本在"能量"。

个体能量分七个层面：粗身能量层，精身能量层，精身心意能量层，精身智性能量层，因果身喜乐能量层，真我（阿特曼）能量层，大我（梵）能量层。我们的修习，很多时候只在粗身能量层，但客观上我们也会进入精身能量层以及其他能量层。对于不同层面的能量，我们都应该有足够的重视。只有明白了内在的奥秘，才可能行于宇宙万界，而圆融喜乐。

第三次西湖国际瑜伽文化艺术节上很多朋友相聚，充满喜悦。我一个人在西湖边散步，做了冥想。

记录了其中的《能量修持九经》，供同道参考。

1. 和正能量的人和物相遇会带来更大的能量。

2. 如果自己的能量本身比较低，就不合适和更低能量的人和事做过多的相交。

3. 和那些能量特别低或者负能量特别大的人相处，容易削弱你自身的能量。如果你自身能量不高，你就会有被抽空的感觉，你不会喜悦，内心充满焦虑和不安。

4. 如果你的能量不够，最好、最快的办法是隔离负能量源。

5. 不要太自信，认为自己没有问题，可以和那些负能量的人或事物共处。其实，你没有那个能力。一个不会游泳的人，和一个根本不会游泳的人以及不肯去学游泳的人在一起，是永远学不会游泳的。一个不会游泳的人，不时地告诉你游泳的弊端、游泳的可怕，而他自己根本不会游泳，与这样的人共处，你永远也学不会游泳。你要学会游泳，必须要和会游泳的人在一起，或者和会游泳并愿意教你的人在一起。

6.在瑜伽修行的路上，你要和充满正能量的人在一起。这个非常重要。

7.在修行的路上，你需要和充满喜乐能量的人在一起，这可以让你走向健康、智慧、喜乐，可以实在地觉悟，同时可以避免无数的弊端。

8.如果你已经学会游泳，那些充满负能量的人不会从根本上影响你或削弱你的能量。

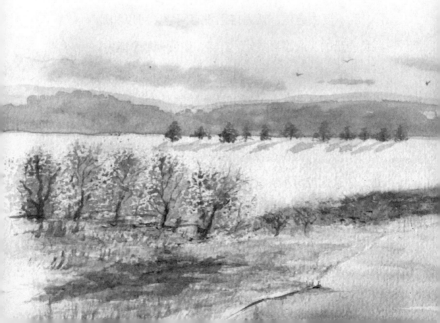

9.在诸法中找适合自己的门,让自己充满正念、坚持不懈,始终流溢着内在喜乐之光。

曼陀罗与瓦塔、皮塔和卡法三种体质

曼陀罗是声瑜伽,通过声音的振动给我们带来生命的转变。声对应的是空,空和阿特曼最近,《奥

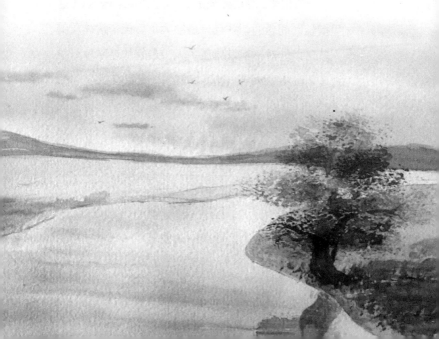

义书》说是阿特曼生空。

曼陀罗有很多，但唵（Om）被视为最基本的曼陀罗。理论上，人人都适合使用唵曼陀罗。但是，因为人们自身的体质不同，又不能一概地说我们适合使用任何一个曼陀罗。

从阿育吠陀瑜伽看，人的体质分三大类型：瓦塔（Vata）体质、皮塔（Pitta）体质和卡法（Kapha）体质。不同体质对曼陀罗的反应是不同的。我们需要基于体质来理解曼陀罗并运用曼陀罗。

一般说来，瓦塔体质的人不适合多念诵Om（这里指长时间念诵，并且总量很大）。但卡法体质的人就可以。对于瓦塔体质的人，最好的曼陀罗是拉姆（Ram）。对于卡法体质的人，最好的曼陀罗是哈姆（Hum），而唵（Om）曼陀罗也适合。对于皮塔体质的人，最好的曼陀罗则是唵（Om）。

简单地说，Om曼陀罗并不适合任何一个人长时间念诵。

喜乐瑜伽中的喜乐曼陀罗，即阿南达（ananda）曼陀罗很特别，不同体质的人都适用，并且特别适合默念。

三德和阿育吠陀瑜伽治疗

我们常常说瑜伽中的三德（trigunas），三德就是萨埵（sattva）、罗阇（Rajas）和答磨（Tamas）。这世上的一切都和三德发生关系。那么，什么是"德"？

德，梵文 guna，意思是"捆绑的东西"。瑜伽三德，就是指三种捆绑的东西。三德用什么捆绑起来，三德就是能量。可以被视为纯粹意识的能量，在吠檀多中对应于摩耶（Maya）。三德之能量呈现为不同的属性或特征。

简单地说，萨埵，代表了智性，善良，光明，轻盈，喜乐，满足，宁静，专注，慈爱，善良。给予平衡，系醒态。

罗阇，代表了精力，激情，力量，激进，改变，不满足，活跃，扰动，奋斗，行动。带来欲望，引起不平衡，系梦态。

答磨，代表了物质，愚昧，迟钝，犹豫，消极，灰暗，不活跃，虚幻，粗糙，毁灭。引起惰性，系深眠态。

在某种意义上说，纯粹意识被三德遮蔽。萨埵好似多云的天，比较好地呈现最终本质。但只有纯粹的萨埵才能完全真实呈现终极本质，类似晴空少云。罗阇好似阴雨天，它会扭曲最终本质。答磨就如黑夜，它对最终本质的遮蔽最厉害。

每个人都和三德有关。我们无法不触及它们。众生的相，就是三德幻化的相。众生诸相，有的正常，有的病态，有的甚至问题严重。其实这是三德所占比率不同所导致的。

由不同的德所主宰，导致人具有不同的类型。简单地说，可以分为三类人（具体一个人并不是单纯是某类型的人，往往是混合型的，但在一定条件下某一个德占主导）：

萨埵型的人，善良，慈悲，和谐，美感，喜悦。

罗阇型的人，激情，执着，努力，活力，利益。

答磨型的人，愚昧，顽固，惰性，迟钝，消极。

如果可以知晓某人属于哪种类型，这对于处理我们之间的关系和问题大有益处。透过三德的类型，可以知道他们身体的特征以及潜在的问题。从阿育吠陀瑜伽的角度看，不同类型的人，需要通过相应的方法来治疗。三德可以构成三个治疗视角。

从萨埵治疗，就是要善加运用其特征，例如：爱、和平、宁静、非暴力等。治疗方法：草药、素食、曼陀罗、冥想。

从罗阇治疗，就是要善加运用其特征，例如：激励、能量、刺激等。治疗方法：如罗阇饮食法、运动、药物。

从答磨治疗，就是要善加运用其特征，例如：镇静、睡眠等。治疗方法：药物或某些食物。

很多人误解答磨，看不到答磨的价值。一个人如果缺乏答磨，那是危险的，或难以生存的。人的稳定性依赖答磨，我们能好好睡觉，就依赖答磨。人的身体不能长时间太兴奋，否则身体很快会崩溃。当然，个人的身体太萨埵，并不健康；太罗阇，也不会健康。真正的健康是三德之间的动态平衡。在养生学中，我们要主动调动我们的三德之力。

总体来说，阿育吠陀瑜伽治疗就是要：打破答磨钳制，发展罗阇动力；平静罗阇能量，促进萨埵宁静；完善萨埵光明，走向人生圆满。

如何打破答磨呢？从饮食上说，不同食物具有不同的力量，有的食物促进激情，促进罗阇，为了让答磨型的人发展，就可以多吃罗阇类型的食物。

根据自然，该萨埵就萨埵，该罗阇就罗阇，该答磨就答磨。例如，一个人睡觉了，就当让其答磨能量占主导；一个人恋爱了，当多多发挥罗阇的能量，如果谈恋爱，没有激情，恋爱是谈不好的。为了让自己得到良好的休息，学会养生，我们可以不时地调动我们的答磨。有时累了，我们的身体就会自动调整，答磨的力量上升，抑制我们的萨埵和罗阇。在深眠的时候，答磨占绝对主导。为了更好地休息，有时自主地调动自己的答磨力量。在瑜伽中，这一部分内容还没有为人们所特别关注。但如果我们稍微注意下，就可以明白瑜伽里这样调动答磨以及其他两个德的技术。当我们学会了如何调动我们的三德之力，那时，我们就可以成为三德之主了。

三德四大运行律

要成为三德之主，我们就需要明白三德的运行规律。大体上，我们可以把三德的运行规律概括为轮替律、主导律、合作律和更迭律这四大运行律。

轮替律：顾名思义，也就是三德都有机会占据主导，有着风水轮流转的意思，或者就如白天和黑夜转流转换一样，而不是一直是白天或一直是黑夜。物质宇宙的存在和运行有着不同的阶段。这种阶段或轮替是一种自然运行过程。某个圣人遇到某个时代，如果这个时代答磨占据主导，那么，他所行的方式就会不同于处于激情之德占据主导的另一时代。一个人安处于善良之德占主导的社会里，他的身心状况是很不一样的。圣人或觉悟者面对时代运行中出现的主导之德，不应该或不会去"硬碰硬"地处理，而是顺势而为。

主导律：也就是在某个时候或时期，三德中有一德占据主导。人的成长如此，宇宙自然的运行如此。每个德占据主导都会持续一段时间。相对而言，愚昧之德和善良之德的持续要稳定一些，激情之德持续性较短。激情过后，要么走向平静，要么走向毁灭。为了让激情持续，就需要不断增加燃料，不断增加刺激、激励。智慧的圣人在某个德占主导的时候明白做什么最合适。

合作律：三德之间彼此不同，但它们之间没有绝对分离的状态。在中国文化中，阴阳是对立的，但彼此联系在一起，是合作的关系，而非对立的关系，并且它们彼此渗透。阴中有阳，阳中有阴。类似地，三德之间彼此配合，它们之间并非完全对立。它们彼此运动，彼此协助。智慧的圣人超越三德，本质上是小自在天，是三德的主人。他们知道如何有效运用三德去帮助他人转化和提升自己。

更迭律：三德之间是关系性的，没有本质，所以不能用本质主义的立场来理解三德。也就是说，对人来说，三德具有相对性。促进你的，往往是善良之德；让你堕落的，往往是愚昧之德。在灵性的成长中，原来的愚昧之德有可能因为你的意识而提升，而成了激情之德或善良之德。人的灵性发展导致三德关系的变化。

前面三个规律在吠陀文化大师弗劳利得到了阐发，第二个规律是我增加的。一旦知道了这三德四大律，我们就有可能从整体主义的立场来理解并受益于三德之力量，从而达成存在、智慧和喜乐之境。

瑜伽三原则

瑜伽第一原则是合适原则或够用原则。

当下的我们，很多运动都已经超越了够用原则。所以，往往受到伤害而不自知。有一位著名的教授，也是具有独特风格的太极师，但他的两个膝盖都坏了，不能走路。在我看来，就是他的运动超越了够用原则。在瑜伽界可以见到不少教练膝盖或其他部位受伤，基本都是因为不合够用原则。瑜伽成了杂技，成了竞技的运动，这不符合瑜伽够用原则。瑜伽成了诸如医学或心理学等西方学科的展示，这不符合瑜伽够用原则。把瑜伽混同于各种身心的运动，这不符合瑜伽够用原则。瑜伽学习或瑜伽练习强度太大、不考虑到个体的差异，到头来，健身、养生和扬升都难以保证。

瑜伽第二原则是生命超越运动和非运动原则。

任何人都需要运动，但生命不是运动，也不是静止。看了乌龟很少运动，然后就去学习乌龟，这样就会健康？不会的。生命很奇妙，给我们的安排不是简单的运动或简单的静止。我们本身就有构成性的地位，我们需要明白我们的生命之奥妙，即生命超越运动和非运动。

瑜伽第三原则是合道原则。

这是最重要的瑜伽原则。瑜伽的终极目的是道我合一。在瑜伽之道上，时时刻刻需要警惕的就是检查你的瑜伽是否合道。《瑜伽经》说瑜伽就是控制心意的波动。我们可以时刻检查我们的心意波动是否在我们的控制之下。一旦心意游离在外，我们就需要把它们拉回来。这是最简单的瑜伽，但也是最难的瑜伽。

真我、灵魂和普鲁沙

普鲁沙（原人）就是纯意识，它和原质结合，构成了现象世界的种种。但当普鲁沙认同原质的时候，就成了吉瓦（个体灵魂）。当它不受其限制，不认同的时候就是普鲁沙。本质上，普鲁沙是自由的，等同于阿特曼（真我）。普鲁沙可以在个体意义上说，也可以在群体意义上说。

群体意义上说，这个普鲁沙就是自在天（上帝），不受宇宙三德的制约，是宇宙三德的主人。这个自在天从功能上展示为三大神：创造神梵天（Brahma, Rajas）及其能量斯拉萨瓦蒂（Sarasvati, 他的伴侣）、维系神毗湿奴（Vishnu, Sattva）及其能量拉卡斯米（Lakshmi, 他的伴侣）和毁坏神湿婆（Shiva, Tamas）及其能量卡利（Kali, 他的伴侣）。

个体意义上说，这个普鲁沙就是解脱的灵魂，就是小自在天，也不受个体三德的制约，是个体三德或有限意义上的三德主人。但一般的人，作为普鲁沙是受制于三德的，所以是轮回性的。帕坦伽利瑜伽的目的就是要让个体普鲁沙（没有解脱、觉悟，没有转化错误认同）和原质（自然）相分离。

实践上，我们可以从普鲁沙的视角观察你的体位、呼吸、曼陀罗、冥想习练。从目击者普鲁沙的角度观察你的饮食、生活方式以及所有内在的过程——这就是费劳雷所说的普鲁沙冥想法。让自己觉知到原质，而不是处于生物学和环境诸多力量的控制之下。不要机械性地、情绪性地或本能地反应，而是跟随普鲁沙主动带着觉知来观察万物和自己。这是让我们的心意获得自由最重要的一个方法。

如果我们安住在普鲁沙中，三德中的原质就自然地转向萨埵之德。三德转化的核心不是控制三德，而是将它们转向——转向普鲁沙。

哈达瑜伽的八大承诺和益处

哈达瑜伽是当今瑜伽中的"老大"，几乎没有人不知道它。很多人因为没有去习练哈达瑜伽，而感到自己没有学瑜伽一般。尽管人们对哈达瑜伽的理解和评论很复杂，尽管哈达瑜伽在当今有不同的各种变形，但可以相信哈达瑜伽依然具有自我的力量让我们走向真实。

《哈达瑜伽之光》认为，习练哈达瑜伽有八大承诺或八大益处，它们分别是：塑身（身体细长）、喜乐的面庞（面容发光）、甜蜜的声音（内在声音清晰）、洁净的眼睛（眼清目明）、没有疾病（身体健康）、控制了欲望尤其控制了性欲（月露得到控制）、良好的消化力（胃火增加）、净化精身（经脉纯净）（《哈达瑜伽之光》2：78）。

对照一下这八大益处，看一看你是否如此。如果你还不能如此，但你是一个哈达瑜伽者，这有可能是因为你饮食过度、努力过度、说话过度、循规蹈矩、交往过度、心浮气躁（《哈达瑜伽之光》1：15）。

《哈达瑜伽之光》给出克服这些障碍的建议：热情、决断、勇气、渴望真知识、努力实践、弃绝和不合适的人为伴。

以上这些伟大的指导，即便到了今天，依然具有极大的指导价值。我们可以看看我们的哈达瑜伽习练状况，然后比较一下，相信这会对我们有启发。

《哈达瑜伽之光》是一部不朽的瑜伽著作，值得每位瑜伽教练、瑜伽爱好者研读。如果听从《哈达瑜伽之光》真精神的指引，我们的哈达瑜伽之路会走得远，走得真，走得喜乐，也就不会在哈达中迷失自我，更不会浪费我们的青春年华和金钱。

帕坦伽利八支瑜伽的永恒魅力

帕坦伽利（Patanjali）是古代印度六派哲学之一——瑜伽派的创始人，他为我们留下了一笔精神遗产，那就是只有195（或196）节经文的《瑜伽经》。由于社会上流行的瑜伽主要是当代哈达瑜伽，所以人们对帕坦伽利的认识往往不深，也很难去实践他所倡导的瑜伽。

然而，只要我们愿意深入，就会被帕坦伽利的精微哲学构架所折服，这个精微哲学构架就是他所提出的阿斯汤伽瑜伽（不是流行的阿斯汤伽瑜伽之义），即八支瑜伽。

根据帕坦伽利，要达到瑜伽的最高境界，也就是三摩地，就需要进行严格的瑜伽实践，而不是数论哲学所主张的，仅仅依靠哲学理论本身。但帕坦伽利的瑜伽实践有其哲学基础，那就是数论哲学。

帕坦伽利说，要摆脱痛苦，实践瑜伽，获得自由，有八个步骤，它们是：禁制、劝制、体位、调息、制感、专注、冥想和三摩地。这八个步骤有次第，同时也可以把它们视为瑜伽的八个方面。不过，在帕坦伽利这里，体位并不像哈达瑜伽那样强调那么多，它的重点就是一个：安坐。帕坦伽利本人是否习练很多体位呢？难有资料可以证明他的瑜伽实践体系里有很多体位。那么，帕坦伽利是否教导很多体位呢？从《瑜伽经》看，我们也很难找到证据来证明帕坦伽利教导了很多体位。然而，既然他谈到了体位，人们依据这个发展出一套相对完整的体位系统是否可以呢？这个问题是有争议的。因为，帕坦伽利的目标是让人的原质和原人分离。但分离并不需要通过体位来达成，最重要的是对心的意识波动的控制。

可以肯定的是，帕坦伽利非常关注调息、制感、专注和冥想，三摩地是自然而然会到来的。并且，我们也需要知道，帕坦伽利的瑜伽起点是安处萨埵（善良）层。如果瑜伽实践中的基础不是这个，那么，任何形式的瑜伽实践都不是帕坦伽利的瑜伽。

当今，人们对瑜伽的认识已经发生了巨大的转变。对很多人来说，瑜伽只关乎身体，不关乎开悟、觉醒、真正的自由。

帕坦伽利的瑜伽是大丈夫的瑜伽，不是一般人所能实践的。在这个快速变化的时代，在这个一切都不确定的时代，人们实践瑜伽或帕坦伽利瑜伽，其目标和帕坦伽利的瑜伽目标可能没有关系。但慈悲的瑜伽，是那么的包容。

不过，如果你真的要实践瑜伽，你就需要严肃和认真。最起码，你要知道你学习的是不是帕坦伽利的瑜伽。

出于现实的需要，人们对八支瑜伽可以有不同的解释和发展，但作为瑜伽修行的结构性体系，这八支难以动摇。帕坦伽利的魅力就在于，他提出了这一超越具体理论的实践性结构。这一结构具有永恒的魅力。你可以基于这一超越哲学的结构，重新建构新的瑜伽解释和实践框架。

自我知识才是瑜伽真正的利剑

纵观古今，很多觉悟的圣人都教导我们：唯有永恒的知识才能消除无明的黑暗，其他诸如祭祀仪式、体位调息、静坐冥想等——任何非永恒的方法，都不能臻达永恒的梵——《蒙查羯奥义书》如是说。

自我知识是瑜伽修持中的真正利剑。对于吠檀多不二论瑜伽行者来说，世界是大梵的显现，就如同天空的蓝一般虚幻不真、短暂易变。人之所以轮回不止，正是因为无明，对梵、对自我的无知，导致人们误会了世界是真的，认同现象界中身体是独立的个体之"我"。这种错误的认同，其根源在于无知（无明）——缺乏自我知识，对自我不认识。"无知"，可以在多重意义上使用，在认识论意义上说，世界出现叠置是因为无知，消除世界叠置就在于消除无知（无明）。无知或无明就是 avidya，avidya 的对立面是知识（vidya），也就是说，只有（自我）知识才可以消除无知（无明）。

知识有不同的层次，存在有关现象世界的知识，也有人文的创造性知识，还有灵性的解脱性知识即自我知识。任何一种知识都可以扩展我们的世界，清理我们的世界，照亮我们的世界。最后一种知识则照亮我们最内在的、根源性的世界，它可以把无明之人带出迷幻的森林而走向觉醒之路，回归本来如是的"一"，从而获得最终的自由和喜乐。自我知识可以达到真正的不执，过生死之关，让人们当下得自由。反过来，这种知识也可以照亮我们的现象世界。让我们生活在一种全新的生命状态——觉醒状态、自由状态、喜乐状态、非异化状态、解放状态。

关于（祭祀）仪式，毫无疑问，在现实中，人们赋予了（祭祀）仪式有很多的意义：它可以规范人的生活，特别是在宗教团体中某些特定的仪式，被宗教赋予了特别的意义和价值。比如，吠陀时代，人们崇尚各种祭祀仪式，仪式的地位被无限地抬高。到了奥义书时代，在很大程度上，祭祀仪式被边缘化，甚至被放弃了。仪式也有愚昧性、激情性、善良性的类型。对仪式本身，我们可以保持高度警惕的态度。

关于体位等，虔信瑜伽、曼陀罗瑜伽、无触瑜伽、拉雅瑜伽、行动瑜伽等，对体位并没有特别的要求。胜王瑜伽对体位也只有很少的要求。但在哈达瑜伽里，体位具有特别重要的地位，哈达瑜伽最重要的经典《哈达瑜伽之光》就把体位放第一步，然后才是调息、身印和三摩地。然而，我们需要区分传统的哈达瑜伽和当代的哈达瑜伽。当代的哈达瑜伽已经远离了传统哈达瑜伽的目标，它把瑜伽转变成了身体的瑜伽，完全放弃了传统哈达瑜伽"通过身体"的瑜伽目标。在某种意义上说，当代哈达瑜伽和传统哈达瑜伽是断裂的，它"占领"了传统瑜伽的核心地位，"大规模篡改或改造"了瑜伽的内容，这一"篡改或改造"仍在继续。这个当代的哈达瑜伽和传统瑜伽已经没有什么关系了——它成了一种有关身体的体育运动。体育运动不会让我们走向觉醒，就如恒河沙，能用高温煮熟成米饭吗？不可能。有些人学了哈达瑜伽却抱着传统瑜伽的心愿，一定会后悔，一定会迷茫，一定会放弃。然而，有一天他们却会转向，转向真正的瑜伽。这和当代哈达瑜伽有关系吗？当然有关系。但要注意看的视角。很多人就是因为当代的哈达瑜伽，而走向了追求自由、智慧、解脱、觉醒之道，我们应感谢当代哈达瑜伽。但这种感谢需要明白，当代哈达瑜伽本身并不能带来解脱、自由、觉醒。但它可以"让"人走向新的道路。同时，我们也不能清一色地看待当代哈达瑜伽。在当今，瑜伽界包含着众多的东西，让人走向内在之路的是一个场。我们无法简单地说，正是当代的哈达瑜伽本身才导致了如此美好的结果。

同样，调息、冥想等本身也不能带来人的觉醒。这样的说法，同样让人难以接受，但却确实如此。它们本身不能带来觉醒，但它们创造了一个氛围、一个场。某些神话故事说，某神学习调息学出了神功，但其神功不是走向觉悟、解脱、自由，而是为了报复、打仗、称王称霸，做"老子天下第一"。有人冥想无数年，同样达成神功，其目的是为了实现私我的目标。这样的努力，即便用一张嘴巴每日喝一口太平洋的水，直到喝尽太平洋的水，也不会达成自由。方向不对。黑暗中的任何努力，如果不是点亮知识之光，都只能还在黑暗中。然而，我们一般人都是渴望更好的，觉醒、自由、喜乐、智慧总以某种方式扰动着人们——即便他做着和觉醒、自由、喜乐、智慧无关的活动，总有一天，或许经过了十年、一百年、几个世代，他明白了，获得恩典了，没有任何理由就走向了"光明之道"。

当今瑜伽发展很快，一个重要原因就是当代的哈达瑜伽推动着瑜伽的发展。事实上，当代的哈达瑜伽自身构成了一个瑜伽的家族，其本身也正在不断发展。但我们同时要注意到，在瑜伽家族里，成员很多，它们如何发挥作用，很难想象。或许远超我们的想象，有一种看不见的力在发挥作用。一切都是因缘，一切都是因缘，一切都是因缘。随缘而为，随缘而为，随缘而为。

　　我这里只是重申，如果谈论瑜伽，谈论传统瑜伽，那这瑜伽必定依赖于自我知识之光。唯有自我知识是觉悟之利器，其他都是陪伴并且变幻万千的。我们可以提供很多种呼吸法和冥想法，但它们的意义不是自我知识意义上的。瑜伽人需要审视自己的内心，清楚自己到底想要的是什么，要清楚、要明白自己习练的是何种瑜伽、其方向归于何处。如果仅仅为了身体的健康，追求当代哈达瑜伽，方向没有错。但如果你想要得到最终的觉醒，了悟你是谁，但却认为通过当代哈达瑜伽来达成这一目标，那么这一选择就可能存在问题。传统瑜伽的终极意义和目的，是让我们通过觉悟自我来获得那永恒的喜乐。

　　如果你研习瑜伽，那么你就一定要记得你的瑜伽之目标，选择好你的瑜伽利器。

　　Om！

瑜伽
YOGA

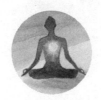

在有限的时间里美好

觉悟是什么

很多人把觉悟视为神秘。但觉悟者不会认为觉悟是神秘的。

不同文化传统对"觉悟""解脱""得救"有着不同的表述。宗教哲学家希克曾经就"觉悟的本质"给出了一个界定：个体自我的生存从私我中心转向实在中心。用一般性的语言表述就是，从自私走向非自私，从轮回走向解脱，从黑暗走向光明，从有限性体验转向非有限性体验。

觉悟，不仅仅是一种知识信息，也不仅仅是头脑里的概念，而是一种生存的状态，这种状态并不神秘，只是消除或超越了私我的局限，这种超越，包含坦然面对一切二元性，坦然接受发生的一切，却超然于上。

但人的觉悟是一个历程，并不是单一的经验。觉悟也有大觉悟和小觉悟之分。觉悟的本质是生命维度的提升，垂直维度的提升。意识微微提升了一些，许多问题当下就会消除；再提升一些，大部分问题就会消除；如果意识提升达到一个真正的高度，那么他的基本问题都会消除。

消除了问题的人，并不是知识论意义上的全知者。那些所谓的觉悟者，许多问题根本就一窍不通，千万别去思考那时的耶稣懂不懂今天的电脑，也别去问佛陀知道不知道微积分。

觉悟，是一种生存状态，并没有什么特别。有些人通过药物或通过某些特别的方法去体验一种极致的状态，这和觉悟后的喜乐状态可能有一些类似，但我们不能因此就说它们是一样的。

觉悟，是一种生命的状态。摆脱了种种局限，特别摆脱了期待、信念、记忆的干扰。但是，这并不是说，觉悟者就没有了期待、信念、记忆，等等，也绝不是说觉悟者放弃了宗教、伦理、观念，而是说，觉悟者做到了不执着期待、信念、记忆等。期待、信念、记忆依然可以发挥作用，只是它们再也无法干扰你、困惑你。这样的观点，很多人无法理解。某些所谓新时代的思想家，一味否定和排斥传统的精华，这种否定存在着很大的问题。人人都有传统，但不执传统；人人都有信念，但不执信念；人人都有宗教，但不执宗教；人人都有权威，但不执权威；人人都有知识，但不执知识；人人都有盼望、期待，等等，但不要执着它们就好。

也有很多人渴望直接、简单、速成的觉悟模式，其实这样追求快速的模式并去实践，并不能获得长久有效的结果。时间长了，一定会再次游荡。

有人请求说，老师，能否给出一个基本的标准来判断是否觉悟？一个最简单的标准就是：健康、智慧和喜乐。问问自己，身心灵健康吗？智慧清晰明白吗？自我喜乐吗？这是最基本的一个标准。

当然，觉悟是难以描述的一种状态。"健康、智慧和喜乐"这样的说法，只是最浅层的一种描述。但可以肯定，对照这些标准，我们可以走上正确的道路，不会偏离，不会走向极端。因为真正的觉悟就是没有烦恼，没有业的束缚或摆脱了业的束缚，就是安住在自我中。随着科学和技术的发展，人们有可能可以加速获得自由，因为科学和技术是实在本身自我觉知的一种力量。但无论怎样，安住在自我中就摆脱了一切二元性。没有了二元性的困扰，可以说是觉悟，也可以说不是觉悟，准确地说是超越了觉悟和不觉悟。

觉悟并不神秘。人人都可觉悟。抵达觉悟的路千条万条。

觉悟是什么？觉悟就是回到真实，是超越名色但却不离名色的感觉！觉悟，就是看见蓝天白云，就是看见水中的鱼，看见树上的果……

通过知识能觉悟吗？

我曾经反复说过，瑜伽的利器就是自我知识，也就是，只有透过自我的知识才能真正达到觉悟。

自我知识就如光明，对自我的无知就如黑暗。光明所在，没有黑暗。处无明之地，唯有光明照耀，方能消除黑暗。但黑暗本是光明的不足，并不真的存在黑暗！但我们处在无明中，由于错误的自我认同，光明被遮蔽了，但光明一直都在，就如日光之下，我们挖了个洞，身处在我们自己挖的黑暗小洞中。

有一种内在的自我力量，驱使着我们去追求自我的觉醒，就是要见到光，见到光，见到光。但因为业力的驱使，我们总是被不同的力量所限制，处在不同的业力场（fields of karma）中。但我们不断运动，最终可以超越业力场而获得成功。但也有很多人在这个业力中打转，一生如此，或许生生世世都如此。出于业力，尊重各种存在模式，无须终极判断。但一切宇宙游戏或故事，无非自主和非自主两类。觉悟或达成生命的圆满，就如学会了游泳，学会了开车，考试及格了，水烧开了一般。

觉悟非有所得，却得了一切。不觉悟，有所得，却失了一切。得失、是非、善恶、有无、大小、难易、正邪，等等，皆是自我的泡沫。

跟从我，就是要跟从智慧，跟从喜乐。——瑜伽智慧如是说！

终结私我就是涅槃

对于何谓涅槃，人们的理解很不一样。消极的说法就是，涅槃就是死了。非常积极的说法是，涅槃是一种新生。其实，同觉悟一样，涅槃也不神秘。

首先，涅槃是一种境界，这个境界是喜乐的境界。佛教中谈到常乐我静。这个"乐"就是涅槃之喜乐。《法句经》说，涅槃最上乐。所以，佛教里谈的涅槃是喜乐。但佛教又为何谈到灭寂无有呢？这里的灭寂是针对私我或我慢来说的。也就是说，涅槃是私我或我慢的终结。

其次，涅槃是一种本质状态的描述。有些西方学者把涅槃视为一种本体实在。这对很多修佛的人来说并不容易理解，因为他们更多的时候是从生存论上去理解涅槃的，对于他们来说，涅槃就是苦的终止。但我们还是可以通过佛教的教导知道，涅槃揭示了一种超越名色的（根）本性状态。对于佛教来说，一切都是缘起的，这里的"一切"是现象界中的一切——对我们一般人，无法言谈超越现象的一切。这个理解很重要。那个超越名色的状态就是涅槃。我们谈论各种由金子构成的金器名色世界，但我们一般并不谈论金子本身。众人不知金子，但知道并执着由金子铸就的各种器物对象——他们执着的不是金子，而是由金子支撑加了名色的种种对象或现象。正是这种叠置导致了喜怒哀乐。

不要把涅槃神秘化。其实，达到无我之境，涅槃就自动而成。各种所谓的神秘，发生在"我执"中以及消除"我执"的过程中。一切的神秘乃是心意的幻化，无有必要执着和在意。

觉悟究竟能不能说？

关于觉悟，我们已经说了很多。但因为理解的差异，人们对于觉悟还是有不同的说法。比如：觉悟是不能说的；觉悟能说，但说的并不是觉悟本身，只能接近觉悟；觉悟能说，并且可以说很多，说得很清楚。

说"觉悟不能说"，一般是还没有觉悟的人，或者某种观念的维护者。或者是因为自己没有觉悟，而跟从了某些人的说法。

说"觉悟能说却难说"，持有这种说法的人也是还没有觉悟的。但他们的理性非常发达。

说"觉悟能说并一定能说清楚"，比较复杂一些。觉悟之人，出于世俗的原因，比较谦虚，不会说觉悟能说。但他们心里会说，觉悟是能说的，也能说清楚的。

还有一种则明确说，觉悟能说清楚，也能达到。

其实，只要达到了的境界，本质上都能说，并且都能说得清楚。只是当事人说了或表达了，而他人不能领会而已。古代的多种经典，以及众多的觉悟者，他们都说了觉悟的境界——明确地说了。很多经典确实都谈到了觉悟或解脱的道路和境界。之所以人们难以理解，是因为不在同一个层次上。圣人八曲就明确地谈论了这样的道理。

觉悟能说，但因为不同的人在不同的意识层面上，同样的话有着不同的理解和感受。只要还处在

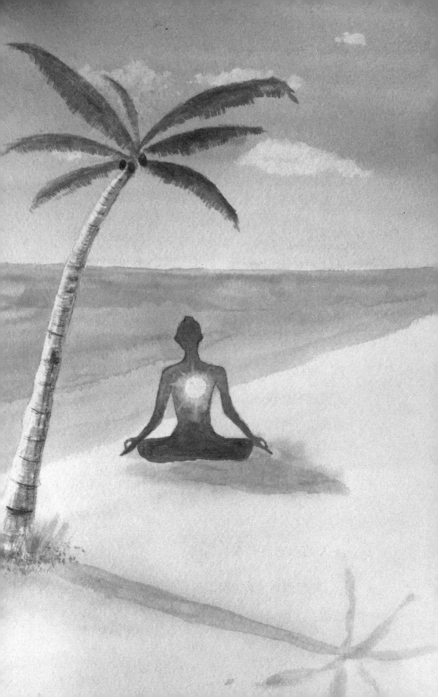

二元的状态下，所能理解的就会受到局限。不管他读多少书，做多少事，都一样。

觉悟能谈，但谈的本身不是觉悟——"道可道，非常道"。通过谈论，你进入那"域"中。觉悟了，解脱了，自由了，现象自然不会成为问题。觉知得到了垂直维度的提升，就进入了非二元的新境界。

觉悟的境界是一个事实，人人都可能达到，就是说，大家在这个世上都是有可能真正喜乐遨游的。觉悟的生活是生命的一种品质。人们总认为觉悟好难，可能一辈子、几辈子也不能达到。但我们完全有可能在比较短的时间内完成生命的转化，就在今生获得觉悟。

对于觉悟，无须神秘化。你能觉悟，到时你也能说清楚觉悟。

圣人的心意波动吗？

帕坦伽利《瑜伽经》说，瑜伽就是控制心意的波动。

从瑜伽角度看，人的心意波动是因为三德（善良、激情和愚昧）的缘故。一个人如果为善良之德所主导，他的心意就比较稳定。在某种意义上说，瑜伽修行，是要把人的心意转向善良之德的波动状态。对于少数人，瑜伽修行则要跳出三德的控制，达到独存之境。

这里，我们要回答瑜伽人常常提及的一个问题：圣人的心意波动吗？

从瑜伽哲学来分析，抽象地说，达成了终极目标的瑜伽士，他已经达成了原质和原人的分离，他应该没有心意的波动。但现实的情况是，一个人即便已经觉悟了（或者用帕坦伽利的话说已经"独存"），他还会因为业力的缘故而保留色身，这具色身依然会发挥包括心意波动在内的各种功能。所以，即便是圣人，还是会有一定程度的波动，甚至有巨大的心意波动。但这个波动特征应该加以分析。

如果圣人接受了其业力所带的信息，例如，他还愿意留下来服务世界，那么他会利用三德本身的能量，其中，必定会带来心意波动。佛陀觉悟了，但他心意是否波动？他对世界的慈悲，就是基于善良之德的一种波动！

但是，圣人的心意波动和普通人的心意波动有质的区别。圣人的心意波动是观照性的，或一般处于观照之态下，圣人不会执着其中，不会由此而陷入业力的纠缠中。普通人的心意波动，则是属于被三德控制的波动。区别很大。表象上看似乎相似，但根本上说是不同的。圣人是利用或控制着三德，就如自在天；而我们一般人则是受制于三德。印度神话中，湿婆表现出愚昧之德，毗湿奴表现出善良之德，梵天表现出激情之德。但三德并不能控制他们。对于圣人，情况有点相似。当然，有的圣人可能会染上某种习性——他身上所带的业力。

我们普通人学习瑜伽或者说学习帕坦伽利瑜伽，最终要达成对心意的控制，使得我们的心意趋于稳定。但要使得心意如消失一般、毫无波动，几乎没有可能。我们修炼瑜伽，就是修心（意）。通过阿斯汤伽瑜伽（即瑜伽八支），特别是通过禁制和劝制，通过体位和调息，通过制感和冥想，控制好自己的心意，从身心灵三个维度调整自己，让自己发生突破，达到生命的圆满。

对于定业要有正确的态度

定业（prarabdha）就如树上的果子熟透了就一定会掉下来一样，定会发挥它的作用。我们不会因为觉悟了，就可以避免定业的束缚或限制。据说，菩萨也是如此。但是，不是因为如此，我们就无法处置定业。对于定业，我们要有个正确的态度。

通常看，普通人承受定业的二元性，有快乐有悲伤。觉悟者看到一切的短暂性、有限性、非实在性而不执一切。然而，他们所处的困境，可以说是一样的。《薄伽梵歌》说，圣人要受制于自身的业力，也就是三德的束缚。业力所带来的结果，那些觉悟者同样要面对、要感受。

有人觉得都觉悟了，就应弃绝了一切，没有任何联结了。这样的态度是有问题的。因为业力的缘故，觉悟者还需要去面对种种现象和种种结果。只是他不会被各种结果所束缚，不会产生新的业力，他们的行动是无业（akarma）的。觉悟者同样基于业力，感受它们所带来的结果。这个业力（定业），如果是善的，美好的，他同样会享受到它们。然而，并不会因为它们是美好的，他就会执着。认为因为已经觉悟了、感受美好的感觉都应该消失了，这样的理解是非常错误的。

《泰帝利耶奥义书》中有一段对弟子的忠告，要过居家生活，不要断绝后嗣，不要背离真理，不要背离正法，不要忽视个人幸福，不要忽视繁荣昌盛，不要忽视学习、践行和传播经典的教导。在我们的生活中，无论是对定业还是其他，我们都要以瑜伽不执的行为方式去做一切善事，行我们当行的一切。

悟道和误导

悟道是一无所悟，悟道就不会误导——不自我误导，亦不误导他人。

悟，就是明白，就是知识的落地，就是异化的结束。道，就是道路，就是导引。不同领域，有不同的道，有不同的引导方式。因为明白，因为知识，所以不会错误引导。

悟道，是明白真道，从黑暗走向光明，从有限走向无限，从愚昧走向知识。

悟道者，是明白了自我本性的人，是给人带来光明的人，是照耀者。

误导，是因为无知。无知而执着私我，发生错误的认同。因为错误的认同，而进入生死轮回，纠缠无边——人生最大的错误认同是把非我视为自我。

人要明白自我，脱离轮回性生存，就需要悟道。和善知识接触，和经典接触，和洁净共处。遇到善知识，则是因缘，是搭上快艇、登上飞机改变生命质量的大契机。不过，适合一个人的信息和契机，对另一个人未必适用，就如耶稣说的"时候"。任何事物、任何人，其转变都需要"契机"，也就是"时候"，在希腊文里叫"凯罗斯"（Kairos）。中国人说的是"机"。

瑜伽

YOGA

是

一

场

冒

险

瑜伽中的三种人：瑜吉、薄吉和罗吉

瑜伽具有悠久的历史，瑜伽中也有三种人：瑜吉、薄吉和罗吉。

第一种是瑜伽士，瑜吉（Yogi）；女瑜伽士为瑜吉尼（Yogini）。他们实践瑜伽正法，通过瑜伽实践达到生命的圆满。这个圆满体现在两个方面：一是对自己的，一是对他人、对社会的。真正的瑜伽士，不仅让自己身心得到安顿，不执不依附，自在喜乐，而且也关心他人，关心社会，对宇宙充满了慈悲和信心。

第二种是瑜伽享受者，薄吉（Bhogi）。有一些所谓的瑜伽人，他们学瑜伽，甚至教瑜伽，但他们只是为了享受。他们不遵守瑜伽的原则，不接受瑜伽的真理。他们大都具有强烈的私我意识，好表演。这样的人是少数。但很多人内心里可能是瑜伽享受者，而非真正的瑜伽正法的追求者。

第三种是瑜伽受害者，罗吉（Rogi）。这种人和第二种人关系密切。享受，追求感官快乐，但因为过度使用或滥用了感官、心意而导致身心疾病。

真正的瑜伽，需要正念，需要坚持瑜伽原则，需要坚持不懈，需要不执，需要对自己、他人、社会和自然充满慈悲、爱和信心，也就是说，正如帕坦伽利所倡导的，需要培养自己的萨埵（善良）属性。要做瑜吉，不要做薄吉，也不要做罗吉。

在有限的时间里美好

东西方各有多种伟大的文化，它们都用各自的方式帮助人们达成生命的完美。犹太文化，基督文化，儒道释文化，吠陀文化，甚至一些准信仰性的文化，每一种成熟的文化，都有其独特的核心技术来帮助人们达成圆满。不同人可能主要为其中某一种文化所熏陶，倾向于该文化中的核心技术。

在全球文化的交融背景下，不同文化出现了自然交融，彼此关系越来越密切，但也越来越复杂。文化在历史中形成了传统，传统在多文化背景下形成交融混合的文化形式。同时，因为相遇，原生文化中出现各种扭曲、异化、变形也很自然。

在这样复杂的背景下，为了达成生命的完美、实现生命的圆满，我们更应该回到某一文化的源头，研究其核心技术。原本你可能需要 80 年才能达成生命的觉醒，但是否有可能在 7 年内完全达成呢？佛陀从开始修行到觉悟用了大约 6 年的时间。商羯罗从一个小娃娃成长为一个觉悟者，所用的时间也很有限。辨喜和他的师父，从普通人到成为觉悟者所用的时间也很有限。我们完全可以相信，只要采取合适的进路，深入某一文化技术的核心，我们很多人都可以在有限的时间内完成生命的转化——从学游泳成为会游泳的人。肉身有限。愿我们都能在有限的时间中美好。

Om namo ananda!

瑜伽
YOGA

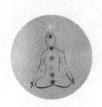

在瑜伽道上精进

一个简单直白的指导

思考一下我们自身是否存在以下几个问题：有一种知识上的自我优越感；有一种真理自居感；缺乏换位思考的习惯；缺少润滑油像有沙子堵着的感觉。作为一位瑜伽教练，如果你自己注意到这几个方面，你得到的会更多，你的喜乐会更多，你给他人的帮助会更多，他人给予的能量回应也会更正更多。

在瑜伽教学上，我是实用主义者。教学看效果。帮助他人看效果。帮助自己也要看效果。不要被自己的习性控制，而要控制自己的习性。

有效的瑜伽和瑜伽的有效

不得不说，我们的很多活动都是有原因的。

有的原因是自主的，有的原因并不自主，而是被动的，甚至是被操控的，也有的是自我的异化。一个人做他自己喜欢的事情，他可能并不太在意回报。但有的活动并不是他自己喜欢的，是被动卷入的，这时他就可能不会快乐，活动本身的效果可能也不好。

瑜伽本身在历史发展中，特别对于那些明白瑜伽真义的人，瑜伽之有效性非同一般，他会一直安住在瑜伽里。但很多人只是看到了瑜伽的一个点或几个点，或者一条线，对瑜伽了解非常有限，他们卷入瑜伽大多基于偶然——诸如产前产后或病后的健身、瘦身美容的练习、心理的按摩，乃至形体的健美和肉身的柔软，也有的是基于生活中忽然的变故而寻找某种依托，他们并不是完全出于瑜伽的正信。在此过程中，他们的瑜伽发生扭曲、变形就很自然，在这个过程中陷入不同程度的迷茫也很自然。有人执着于瑜伽商业化而忘了瑜伽的初心，甚至有人因为发生不良的联结而出现较为严重的扭曲和变异，身心受到伤害。我们讨论过瑜伽伤害发生在身心灵三个层面。不过，伤害多数发生在身心层面。从根本上说，对瑜伽认识不足，了解不深，看不清楚，是伤害的主要原因。

瑜伽有不同的道路。智慧瑜伽对体位不重视，或者很少看重它，它关注或注重专注力的培养，直指瑜伽终极目标。奉爱瑜伽也不是体位导向的，它强调对神圣者的爱以及心的态度。时下不少奉爱瑜伽的人关注体位，据说这是一种"无奈的适应"。胜王瑜伽强调冥想，体位法只是在非常初级的阶段得到认可。哈达瑜伽把体位视为基本的瑜伽手段，但是在哈达瑜伽中，处理普拉那（能量）比习练体位更重要。我们知道，第一位把瑜伽传到西方的瑜伽大师辨喜只会做很少几个体位（打坐），但他很容易就进入三摩地的状态。很多精通甚多体位的瑜伽人，却难以安静，更难以进入心意真实受控的状态。不断有人跟我讨论瑜伽和体育运动的关系。我只说一条，如果瑜伽缺少了其传统文化的厚度和深度，把瑜伽降格为仅仅是一种体育运动，那么，无论是对个人还是瑜伽行业，瑜伽本质上就会因为缺乏活力和厚重而难以有效，更难以持久。失去自己真实身份的瑜伽，失去了作为某种厚重文化底蕴的瑜伽，就难以生存下去。任何把瑜伽降格为体育运动本身（体育化），或者把瑜伽变成一种宗教形式（宗教化），或者把瑜伽提升为包容一切的大医院（医院化），或者把瑜伽变成一种空疏的哲学（哲学化）等的行为，都难以让瑜伽有效，也难以让瑜伽发展。

为了有效的瑜伽，为了瑜伽的有效，在历史的长河中，我们不得不反思，瑜伽也在不断地自我反省。瑜伽自身具有一种内在的力量，在时间的大潮中自觉地发展。

制感和瑜伽的哲学信念

希瓦南达说，制感（pratyahara）本身就叫瑜伽，因为制感是帕坦伽利八支瑜伽中最重要的一支。帕坦伽利八支瑜伽中的第五支是一个分水岭，是瑜伽修习者能否达成瑜伽目标的根本之所在。这第五支是一座山峰，山峰的一侧是外支，另一侧是内支，而它本身根据实际需要，可以被视为外支，也可以被视为内支。大部分学习瑜伽的人始终处在外支而难以进入内支。然而，仅凭外支并不能真正达到瑜伽的目标。只有进入内支才有可能达到瑜伽的圆满。

我们众多的教学多停留在外支上，但随着时间的推移，内支的教导必然提上议程。也有人只看内支，却不关心外支，这也是不对的。仅仅通过学习内外支，却不能立足深刻的瑜伽哲学，是否也可以觉悟呢？我的答案或许让人难以接受——不能达到觉悟之境，不能获得真正的解脱，不能获得真正的自由。

学习瑜伽，无论如何都需要一个背景，这个背景就是支撑该体系瑜伽的哲学系统。罗摩克里希那不认识几个字，但他有深刻的瑜伽哲学。尼萨格达塔大师没有很多文化知识，但他有深刻的哲学。那些逃避瑜伽哲学，以某个教条为自己辩护的人，实在没有必要。普通人或许没有非常成体系的哲学系统，却有明确但素朴的哲学信念。他们依靠这样的信念，可能臻达觉醒。

制感等八支瑜伽需要哲学信念作为基础支撑，而瑜伽的哲学信念需要通过瑜伽八支来化育、演化、显现。

慈悲养生

看到某人精神好、气色好，年龄和他实际身份不符，人们会心生羡慕。然而，在本体上说，这自然是一种摩耶，不用真的在意。但从日常看，这自然具有无比的魅力。这也就让一些人尝试改变自己，要让自己精神好、气色好，希望更加年轻。这些养生的想法都可以理解。

其实，养生的方式非常多。只要你愿意，你可以看到各种类型的例子都不少，有的很有效，有的暂时有效，有的基本无效，也有的不仅无效，还会反过来伤害身体、破坏原来的容颜和健康。

各种养生之法，概括起来，都可以从身心灵这三个维度来理解，身体的养生和心的养生有着内在的关系，灵的养生则和身心的养生结合在一起。单纯某一维度的养生并不符合我们所谈的养生观，当然也不符合瑜伽观。身体的养生，各位实践很多，可以讲的内容非常多。而心灵的养生，大家看见的很少，而慈悲养生就更少。

慈悲来源于三德之一——萨埵（Sattva）或善良之德。每个人都有萨埵的内容，每个人都有慈悲的品性。也正是基于这一点，人人都是可以慈悲养生。因为慈悲，我们可以避免很多扭曲和异化，可以让我们的心释然和安稳。慈悲之德可以转化身心能量，可以使得能量重新得以配置。这是慈悲养生的奥秘。

慈悲和身体的关系非常密切。慈悲可以滋养自己，同样可以滋养众生。佛陀的慈悲让无数人从无尽的轮回中摆脱出来，获得喜乐；耶稣的慈悲（爱），让无数人摆脱罪的生活；老子的慈悲让无数人摆脱生活的烦恼，获得圆融的坦然的喜乐；商羯罗的慈悲让无数众生获得恒久的解脱；罗摩和瓦希斯塔的慈悲让人真正走向觉醒生活；罗摩克里希那和辨喜的慈悲让无数人觉知自我，获得入世和出世的平衡，走向正法之道。这样的例子有很多。

慈悲让挂碍得以消除，烦恼得以散去，纠结得以释然。慈悲使得我们身心放松，血脉流畅，让我们看到的世界更美丽，他人的评价会被我们扬弃。

真正的慈悲并不容易，因为真正的慈悲建立在对外境外物他人的深层理解基础上，建立在对实在一体的信仰基础上，建立在你我皆道的平等基础上。真正的慈悲，需要我们理解实在，理解宇宙，理解他人，理解我们自身。

愿慈悲与你同行。愿慈悲安养你我的生命。

《黄帝内经》的治疗艺术和瑜伽

黄帝询问岐伯治病之法。

岐伯首先告诉黄帝上古的"祝由"法。"祝由"法，基本方法是求助于超越人类之外的力量以祛病。这一方法主要用来转变人的心意和精神状态，从而达成治愈效果。这种方法类似于现代人所说的信仰疗法或精神疗法、哲学疗法。不过，那时的岐伯说，时下已经行不通了，因为人们被各种诱惑所干扰，身心状态不同了，效果差了，需要其他疗法。这一方法类似于瑜伽谱系中的智慧瑜伽。尽管那时岐伯说此法已经不可用，但在我看来，这种"祝由"法在当今可加以大大发展，因为它符合轴心时代发展的哲学理性特征。一个好的信仰系统、精神系统或哲学系统，具有理论和实践的双重功能。大部分疾病的病因就在于我们的"心"。"心"没有问题，很多疾病就不会"附体"。通过信仰、精神或哲学的疗法是一种特别的自然疗法，这种疗法通过心意鞘的运动和改善，来改变能量鞘的运动，进而改变我们的粗身鞘。心意鞘还可以通过智性鞘来改变。

其次是色脉诊断法。岐伯说，如今诊断病人最好的方法是诊断病人的色脉，注意观察气色明晦、脉息虚实之差异是诊断之要领。岐伯说，这种诊断法，上帝（原文如此）都非常重视。掌握了这样的诊断法，可以避免死亡而让生命得安全，可以延长寿命。根据色脉诊断，然后通过汤疗法、草药疗法，一般就可以治愈疾病了。如今色脉诊断是最根本的，是具有逻辑优先和实践的优先性。同时，岐伯还告诉我们，病人和医生必须密切配合，不配合治疗无效。阿育吠陀瑜伽疗法非常类似这一色脉诊断法。对于瑜伽治疗师来说，需要分辨风、火、水三种体质，需要辨别五气虚实。然后才是适合的草药之法、体位之法、冥想之法、唱诵之法。

《黄帝内经》首先是哲学，其次是养生修道的原则，然后才是治疗治病的手段。只有懂得内经中的哲学，才能真正明白《黄帝内经》的奥秘。同样如此，瑜伽是一座宝库，但瑜伽首先是哲学，其次是修道养生的原则，然后才是治疗的方法。瑜伽既可以自治，也可以治人。但首先需要我们深入瑜伽之根部，领悟瑜伽之真谛，明辨瑜伽之真伪，学会瑜伽之诊断，然后才能具有融通的态度和治愈的能力。

调息法的核心和木桩瑜伽

梵文 Pranayama（调息，亦译成"呼吸控制"）

一词由 prana 和 ayama 构成，其中的 prana 意思是能量，ayama 的意思是扩展、延伸。于是，Pranayama 就被理解为"生命力的扩展或延伸"。

调息在瑜伽中非常重要，对于瑜伽及其目标的实现是非常关键的一步。调息处理的对象是我们的普拉那能量——我们生命的本质，离开普拉那人（的肉身）就死了。我们需要有合适的调息让我们的生命可以维系并且可以扩展、延伸。

根据古老的《奥义书》等，按其功能，普拉那能量主要有五种，分别是：生命气（命根气，prana）、平行气（samana）、遍行气（vyana）、上行气（udana）和下行气（apana）。调息针对的就是这五种不同的气。在这五种气中，最核心的是两种，生命气和下行气，但这两气并不是和其他三气分离的，还是必须结合在一起理解。当然，如果能够平衡这两种气，基本上就可以达到整体的平衡。

生命气，从外而内，从上而下，是吸入的气。它维持滋养我们的身体。生命气当然属于"风"，其基本特征是运动。生命气强大的人，修炼瑜伽的效果自然好。生命气弱的人，修炼瑜伽的效果自然难以显现。生命气给人带来的效果是第一位的，也是第一步的。

还有非常重要的气，一种与生命气相反的气，即上行气，上行气从内而外、从下而上。生命气主要通过吸气，而上行气则主要是通过呼气。呼气和说话，等等，都需要上行气。据说，我们的记忆需要的也是上行气。上行气决定着我们的意志、热情和动机。一般地说，如果你和一个人相处，感到他呼气非常好，你大概可以接受他的建议和一些生活态度。有的人习性不好，也反映在他的呼吸上。

现代阿育吠陀专家和瑜伽士弗劳雷说，调息本身就可以调整五种气。具体来说，

生命气——吸气，

平行气——悬停／收缩，

遍行气——悬停／扩散，

上行气——呼气／表达，

下行气——呼气／清除。

调息时，必须要根据自身身体的实际情况和需

要，来进行特定的调息。切记，一定要根据你自身呼吸系统的实际情况进行调息，否则很容易带来伤害。切记，一定要在合格的呼吸法教练的指导下安全地进行调息练习。

各种调息法，我们会在另一本书中全面系统地论述并提供具体的实践。这里，仅从中国传统的八段锦出发，给大家提供一个相对简单却异常有效的法门，我们称之为"木桩瑜伽"。具体方法如下：

1. 静心，要保持平和安静。内心默念喜乐曼陀罗"唵·阿南达"（om ananda）。

2. 身体呈立正站姿，双脚分开约半个肩膀宽。

3. 双脚后跟缓慢抬起，鼻腔吸气到丹田，意念把能量提升到上身，甚至到头部。

4. 到达最高点，住气三秒钟。脚后跟快速回落，身体自由落体运动，同时，鼻腔速度呼气。下落时，身体快速回落地面形成振荡，类似木桩回落。

5. 吸气和住气时，眼睛闭上，两手可以握紧拳头，心中念唵；呼气时，眼睛大大地张开，拳头展开放松，心中念阿南达。

6.身体振荡的过程中用意念把身上各种不好的信息、负能量、病气都带下，直送地心。

7.早晚各一次，每次做 7 次。过一段时间，增加到 14 次。再过一段时间，可以增加到 21 次。21 次为上限。当然以身体舒服为要。一般在饭后 1 小时进行。太饿和饱食时都不宜习练。此修法因配合曼陀罗具有非常神奇的力量，修持效果极佳。

读者不难发现，木桩瑜伽法的核心是生命气和下行气，同时，也包含了平行气和遍行气，尤其突出了上行气。如果读者再注意一下，还可以发现，

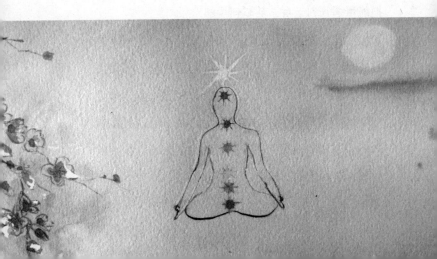

这一方法可以延展至曼陀罗，是体位法、呼吸法、曼陀罗之法的综合。

你真的能打开昆达里尼能量吗？

昆达里尼是一种高级能量。这种能量不是一种简单的物理能量，也不是日常心意或私我能控制的能量。只有处于三摩地的时候，这一能量才会升起。显然，昆达里尼能量并不是一种脱离意识的能量。

昆达里尼的升起需要普拉那能量进入中脉。中脉通向顶轮，左、右脉通向眉心轮。此两脉之能汇聚中脉方能达成。一个人只要还认同这个粗身，能量就不会汇聚到中脉。在三摩地的状态下，昆达里尼的升起是自然的。一些哈达瑜伽士甚至把昆达里尼等同于普拉那。可以说昆达里尼是一种局限化的普拉那。

昆达里尼能量具有巨大的治疗性。辨喜通过智慧瑜伽，消除私我，能量自然升起，他的声音具有极大魅力，具有治疗性。然而，人的私我或许就想控制这一能量——这是昆达里尼危险的地方。昆达里尼就如一盏火焰灯，私我要去碰那灯。这会把灯打翻而烧起大火来。

有人说，他习练昆达里尼瑜伽感到了那能量。其实多数情况下不是。以为身上发热，就是昆达里尼能量，这是不对的。以为自己无法控制那能量，就说那是昆达里尼能量，这也是不对的。因为性欲大增甚至失去控制，就说那是昆达里尼能量，也是不对的。

通过智慧瑜伽可以升起昆达里尼能量吗？圣人尼萨格达塔说，他没有那能量。也就是说，智慧瑜伽不一定会开启这个能量。但在辨喜那里，在辨喜所在的修道院斯瓦米·婆罗南达那里，智慧瑜伽开启了昆达里尼能量。事实上，在智慧瑜伽背景下，通过曼陀罗、调息和冥想都有可能开启昆达里尼能量。

然而，智慧瑜伽或吠檀多最关注的是人的意识之转变，在于让私我成为烧毁了的种子，也就是断了轮回的种子——这才是人的伟大的炼金术。我们在世上，拥有人身很宝贵，这个宝贵的身体在世上持续的时间很有限。所以，爱惜这具身体，充分发挥这具身体的功能，在有限的时间里达成圆满最为根本，达成存在、智慧和喜乐的圆满之境最为本质。辨喜强调灵性进化的加速，是非常有意义的。

瑜伽机器人

下面的话，是不连贯的，是对话记录。

机器人书法家出现了。你看，以后瑜伽，也会发展出机器人瑜伽教练。最理想的机器人瑜伽教练，应该比目前99%的教练素质要高，因为它们可以描述精准的体位，并且，设计的机器人情商一定会比目前大部分教练都要高——他们一定会不停地鼓励你、赞美你而绝不会嘲笑你、嫌弃你！而且，最关键的是，机器人瑜伽教练永远不会觉得累，他们任劳任怨，可以无时限地教学！

机器人行业是目前世界发展最快的行业之一。人类越来越多地被机器人超越。因为，机器人可以把人发挥到极致的能力固化下来，甚至可以自主学习而进一步优化。反观我们人类，却不能那么容易固化我们的某种能力。所以，到时候，很可能绝大多数的瑜伽教练竞争不过机器人教练会成为"现实"。

《往世书》中有个传说，说的是有一对瑜伽士夫妇，通过某种生育的工具，一次性生下了500个孩子。后来，这500个孩子被另外一个瑜伽士说教了一次，结果这500个孩子全都离开了他们的父母，他们走了。于是，这对夫妇通过生育工具又一次生下了500个孩子。这500个孩子和之前的500个孩子似乎没有什么区别。

其实，在当下的瑜伽界，瑜伽练习中的某些辅助器具已经就是机器人的工作了。瑜伽机器人，值得我们关注。我曾问过印度的一个斯瓦米（Swami）关于机器人的问题，他说机器人有所谓的"自我意识"是可能的。

未来的一切并不确定。然而，无论怎样，我们所担心的一切，都来自我们的乱码的程序源——私我。明白了这一点，即便未来机器人到处都是，我们又何必担忧被取代呢？！

上善若水：水的吠檀多之冥想

水在中国文化中具有重要的意义。同样，在瑜伽修行中，我们可以把水视为一个有效的冥想对象。下面这个冥想是我们在苏磨瑜伽教育中开发的，供参考。

1.冥想一个杯子，杯子里有水，水浑浊，体验水的浑浊。

2.冥想水中掉入小小明矾，水变得清澈，体验水的清澈。

3.冥想水在杯子里，时间很久很久，体验水在一个杯子里很久很久。

4.冥想水从一个杯子倒进另一个杯子，体验水从一个杯子倒进另一个杯子。

5.体验杯子变得透明。

6. 体验杯子完全透明。

7. 体验有其他的杯子。

8. 体验其他的杯子有浑浊的水。

9. 体验其他杯子里有非常清澈的水。

10. 体验其他杯子是透明的，完全透明的。

11. 体验自己这个杯子和其他杯子是一样的。

12. 体验自己的杯子和其他的杯子无法分辨。

13. 体验自己的杯子和其他杯子换了。

14. 体验杯子破了——咣当一下，破了。

15. 体验杯子的水和其他的水相遇、汇合。

16. 体验无数的杯子都是透明的。

17. 体验无数的杯子都破了，水汪汪，一大片。

18. 体验无数的水融合在一起。

19. 体验水和水融合后无法分辨来自这个杯子或者那个杯子的水。

20. 体验所有的水是一体的、合一的。

21. 体验所有的水汇合成巨大的海洋。

22. 要明白：杯子就是你的五鞘（粗身鞘、能量鞘、心意鞘、智性鞘和喜乐鞘）。

23. 要明白：水就是你的阿特曼。

24. 要明白：你的阿特曼和其他阿特曼是一样的。

25. 要明白：所有的阿特曼和梵（海洋）是一样的。

26. 要明白：阿特曼的海洋就是梵本身。

27. 要明白：是你的私我（我慢）造就了杯子和杯子的差异。

28. 要明白：只有打破私我（我慢）才能觉悟自我、至上意识、梵。

29. 要明白：从生存论上明白我慢的虚妄性，你就当下解脱、觉醒，获得永久自在。

这一冥想属于吠檀多类型的冥想。水的遍在性揭示了梵的遍在性。梵，我们无法形象化地理解，也难以真正有效地冥想，但我们可以形象化地理解水，冥想水。这是从二元性走向非二元性的冥想，是一种回归、融合、合一的冥想。如果进行长时间有效的冥想，可以给我们带来巨大的身心疗愈效果，

并有可能让我们的意识发生重大转变，实现生命的
蜕变。

你的冥想会不会是浪费了时间？

冥想可以分为三大类：数论传统的瑜伽冥想、
吠檀多传统的瑜伽冥想、阿育吠陀瑜伽传统的瑜伽
冥想。数论传统重点在专注上，目标是觉悟或三摩
地；吠檀多传统重点在观照、目击上，目标是解脱、
自由；阿育吠陀瑜伽传统重点在治疗上，目标是疗
愈或养生。

我们这里却要谈论另外两类冥想：一是为了世
俗的目的的冥想，即为了静心、为了恢复身心健康；
另外一个是为了神圣的目的的冥想，即为了觉悟、
为了觉醒的冥想。

如今，我们很少人是为了后一种，主要还是为
了前者的。不过，如果是为了前一种即世俗目的的
冥想，我们可以找到一千种、一万种有意思、有效
果的冥想方法和实践。真可谓，见什么，冥想什么；

拿什么，冥想什么！

有人问了，这如何可能？

我告诉他一个可以说不是秘密的秘密——对于游泳教练，在哪个游泳教学基地教他人游泳都可以。一个会弹琴的人，一定是控制了琴声之源的人，他不是用各种方法去捕捉外在的琴声，他控制了琴发出的那个声音！当你觉醒了，就会明白冥想和觉醒之间没有任何关系！如此，你可以冥想，你也可以不冥想。就如孩子，学会了说话就会说话了，断不会又不会说话了。这其中有一种意识的"飞跃"。觉醒的道路千千万，但道路和觉醒完全是两回事。伟大的圣人八曲在他年轻的时候教导贾那卡国王，道理是一样一样的。

——你冥想了吗？哦，我不记得了。

——你冥想过吗？哦，我不记得了。

——你会冥想吗？哦，我不记得了。

如此，就好。

当然，在你觉醒之前，你还是要老老实实，不要浪费了时间，做好你的冥想功课比较实在。

阿育吠陀瑜伽冥想要点

根据阿育吠陀，人有三类不同的体质：瓦塔（风型）体质、皮塔（火型）体质和卡法（水型）体质。某个具体的人，并不能完全可以归为其中的一种体质，而是混合的，但是在一个时候他的主导体质是可以确定的。由此，阿育吠陀瑜伽冥想的要点可以归纳如下。

瓦塔（风型）体质：其冥想的对象不能是太漂浮的东西或太轻的对象，瓦塔体质之人的冥想对象需要稳定的对象，诸如大山、大海，这样的冥想对象可以帮助风型之人平静心意、消除神经紧张和焦虑。这种体质的人，因为较"轻"，容易躁动不安又缺乏能量，所以冥想之前首先需要活动一下，如散步，做若干个深呼吸。冥想中所用的曼陀罗最适宜的不是 Om，而是 Ram。风型之人在知识上冥想的问题应该是永恒的问题，而不要关注琐碎的问题。他们无法集中精力去关注较为琐碎的问题，那样会让他们失去信心。

皮塔（火型）体质：其冥想的对象不能是发热的或带来热能的，而应该是带来清凉的对象。火型之人在冥想之前，可以做清凉呼吸法，即用左鼻腔吸气、右鼻腔呼气进行调息。这样体质的人可以冥想月亮、月光、山中的清泉等。这样可以增加他们的慈悲之心、宽恕之心。他们也可以冥想女性能量，如吉祥天女，或雪山（如喜马拉雅雪山）；也可以冥想观音，尤其某些类型的观音，因为火型之人好批判，容易带着攻击性。在知识上冥想的问题可以是适合探索本质性的问题，如冥想意识的本性，如冥想圣人瓦西斯塔的教导（见《至上瑜伽》），或者直接跟随罗摩去探索自我。冥想中适宜的曼陀罗是 Om。

卡法（水型）体质：其冥想的对象需要有能量，需要带来激情，因为水型之人有点懒惰，缺乏动力。水型之人在冥想之前需要做一些运动，可以习练木桩瑜伽和旋风瑜伽，可以做风箱式呼吸、圣光调息。由于缺乏自律性，他们更适合集体冥想。冥想的背景，如果在冥想房间里，房间可以布置得鲜艳一些，充满张力，金色、蓝色、橙黄色的背景都不错。因为他们较"重"，他们冥想的对象可以是太阳或风。冥想中适宜的曼陀罗最好的是 Om 和 Hum。在知识上，他们适合反思和理解万物对象的非本质性，他们需要"减压"、轻松、活跃。

以上这些冥想是治疗性的，这些方法和帕坦伽利瑜伽以及吠檀多直接服务于解脱或觉悟的冥想有所区别。

冥想是一门艺术。明白的人，时时处于纯粹自我中，所有问题本质上都已经解决，他安住在自我中。但现实中的我们，还没有达到究竟之地的人，其冥想的目标或状态可以低一些，因为我们还处在三个道夏（doshas，即瓦塔、皮塔、卡法）的影响之下。故此，在冥想实践中，我们要充分考虑到不同体质之人三个道夏的状态。

阿育吠陀瑜伽和喜乐瑜伽

在瑜伽家族中，我们看到各种形式的瑜伽，

智慧瑜伽、行动瑜伽、虔信瑜伽、克里亚瑜伽，等等。我们在不同地方已经对各种瑜伽做过介绍，而我本人更多地倾向于智慧瑜伽和喜乐瑜伽。但对其他瑜伽同样认可，并在一定程度上也加以有限度的实践。

在某种意义上，我们可以这么来理解各种瑜伽：

智慧瑜伽——知识的瑜伽

行动瑜伽——服务的瑜伽

虔信瑜伽——信仰的瑜伽

克里亚瑜伽——技能的瑜伽（包括哈达瑜伽）

现在，我们简单地介绍其他两种瑜伽形式：阿育吠陀瑜伽和喜乐瑜伽。

在国内，或许很少有人听说过阿育吠陀瑜伽。瑜伽士费劳雷说，阿育吠陀本身就是一种瑜伽形式，即阿育吠陀瑜伽——疗愈的瑜伽。

阿育吠陀瑜伽，综合了前面各种瑜伽的一些元素，是相当综合性的瑜伽。但它有自己明显的特点，即，它是基于道夏（dosha）理论确立起来的一种疗愈性瑜伽。这种瑜伽非常强调"个性"，也就是它强调每个人的"体质"，基于不同人不同的体质，配合其他瑜伽中的元素来调整我们的身心灵。

喜乐瑜伽则是所有瑜伽的归宿。你学这个瑜伽那个瑜伽，为的是什么？当然是为了更喜乐地生活！所以，喜乐瑜伽，是走向真正快乐的瑜伽。喜乐瑜伽包含两个意思：一是各种瑜伽的归宿；一是作为一种瑜伽形式。喜乐瑜伽是吠陀传统的瑜伽奥秘，也是奥义书的奥秘。喜乐瑜伽同样是一种整合的瑜伽，是治愈的，也是回归的，是觉醒的，也是开放的。我们可以有不同的进路抵达喜乐的海洋。

阿育吠陀瑜伽和人的寿命

人生在世，作为个体自然关注自身的健康和长寿。不管是东方还是西方，都发展出了各自的养生术或回春术（Rasayana）。有的人渴望长生，有的人渴望高质量的生活，有的人则渴望生命的突变或质变。

阿育吠陀瑜伽认为，人的寿命有100岁，如果达到完美的能量平衡，应该有120岁。但现实中活到100岁的不多见，能健康地活到100岁更是困难。

阿育吠陀瑜伽考虑到了人的这一健康长寿需求。从瑜伽的角度看，阿育吠陀瑜伽要实现人的生命质量之提升，让人的生活具有尊严，实现生命的转化和提升。从阿育吠陀的角度看，阿育吠陀瑜伽关注人的粗身之健康，核心是人的能量（瓦塔、皮塔和卡法）之平衡。

健康和长寿和人出生时的体质有直接的关系。从现实看，卡法体质的人、平衡体质的人容易长命百岁。但不是人人都有卡法体质。可以通过努力达成卡法、瓦塔和皮塔三种能量之间的平衡。从这个意义上讲，人有可能突破原有的寿命。

有人忽视身体的健康，这是不对的。一味强调灵性成长而忽视身体健康，事实上这对灵性的发展、对生命质量的提升并没有什么好处。人可能被各种假象遮蔽，看不清本质。我们希望可以运用古老的智慧——阿育吠陀帮助人们过上健康的生活。

睡眠的秘密

你为何会睡着？我们很少讨论一个人为何会睡觉。我们说累了就睡觉了。人在疲劳的时候自然就容易睡着。我们听课听累了，如果老师没有意见，在教室里就可以美美睡上一觉。但除了累了会睡着，还有很多其他原因导致睡着了。例如，你头部受伤了，就可能被迫睡着了。有人说那是昏厥了。还有人说，晚上天黑了，人就进入了自然的节律，就会睡着了。这被视为生物钟现象。例如你出国了，发现你的生物钟被打乱了，大白天也昏昏欲睡。从阿育吠陀道夏理论看，卡法容易让人睡觉。所以，卡法体质的人，比其他类型的人睡觉更多。从三德的角度看，你的答磨增加了，发挥作用了，也就很快睡着啦。

如何促进睡眠？我们需要了解睡眠最核心的秘密：以不同方式，提升答磨能量。

1.遵循人的自然节律，顺从生物钟，晚上11点左右睡觉。

2.睡觉之前不吃罗阇性质的食品和饮料，但可以吃一点面包之类的。

3.平衡道夏，特别要注意别让瓦塔提升，而要增强卡法，也就是说，晚上睡觉不要多说话、多思虑。

4.心睡优先。心睡意味着主动接纳答磨的力量。但有时，做一些罗阇的活动也可以促进睡眠。阿育吠陀瑜伽就认为，男女爱爱应该在晚上。爱爱之后，更加容易睡眠。这是罗阇的活动，但它消耗能量。

5.身心活动要平衡。知识分子睡眠质量相对差一些，是因为他们风（vata）类型的活动太多，思考、讨论等都是。知识分子要注意适当加强身体的运动。

6.恰当运用答磨药物。安眠药就是一种通过压抑神经、强迫进入睡眠的药物。有人睡眠质量实在太差，只能通过药物来帮助睡眠。

7.避免各种罗阇的心理现象，如大喜大悲，忧虑恐惧，愤怒，过度心理压力等。

8. 安住自我。一个人，如果心安，没有忧虑，没有恐惧，没有烦恼，自然容易睡眠。

以上诸多促进睡眠的方法中，我特别倡导最后一种。安住自我是最上乘的睡觉秘密。安住自我的人，很难出现诸如失眠等这类问题。无论是身体层的安住，心智和心理层的安住，还是精神或灵性层的安住，都是明白自我后的和平和安静。

尊重但请平衡你的三德

瑜伽是一种生活艺术，是一种基于几千年文化的生活之道，是立足身心健康的圆满之道。在瑜伽中，我们如何提升生命质量呢？

传统瑜伽，有一个基本的理论，即三德理论。三德理论来源于数论哲学，在《奥义书》《薄伽梵歌》《瑜伽经》中都有所阐发。作为一种哲学理论的系统阐发，读者可以参看自在黑的《数论颂》（此经典在古代有真谛译本，收藏于《大正藏》，名为《金七十论》）。

三德的意思是三种属性。物质自然被称为原质，原质作为一种能量，展示为三个维度，即萨埵（善良）、罗阇（激情）和答磨（愚昧）。三种能量各有特点，彼此消长。本质上，我们不能简单地用价值去判断三德，而更适合用自然主义的态度去理解。

任何人的存在都包含了这三个德。但不同人被不同的德所主导，表现出不同的生命状态。总体来说，三德保持平衡，人就会身心健康。但现实中的人三德往往不平衡。瑜伽就是为了让这种不平衡重新平衡。但瑜伽又不只是让它们达成平衡。

首先，我们要尊重我们的三德。这是我们的本性。从神话上说，印度的梵神代表的是罗阇（激情）之德，创造世界；毗湿奴代表的是萨埵（善良）之德，维系世界；希瓦代表的是答磨（愚昧）之德，摧毁或转化世界。在他们那里，三德是被控制的，他们可以利用他们的三德服务于他们的目标。例如希瓦就是通过答磨（愚昧）之德摧毁世界的力量。他们不是放弃三德，而是尊重自己具有的三德，并利用之。每个人都具有三德，它们都发挥各自的作用。但三德不平衡，就会表现出一些问题。尊重三德，同时提防三德混乱或不平衡带来的麻烦和影响。不能用消极的态度对待三德，特别是罗阇（激情）之德和答磨（愚昧）之德。

其次，作为个体，我们可以改善和转变我们的主导之德。也就是说，我们可以让我们生活中呈现的德得到改善。可以从表现出的答磨（愚昧）之德提升到罗阇（激情）之德，可以从罗阇（激情）之德上升到萨埵（善良）之德。每一种提升都可以采取阿育吠陀的方法和瑜伽的方法，或者更直接地说，采用阿育吠陀瑜伽的方法，最终，达成三德的超越。也就是，从瑜伽的角度看，人最终应该成为小自在天，或者说，本来就是小自在天。自在天也有三德，但它不受三德的控制。

再次，不仅要在认知层、心意层达到对三德的觉知、不执三德、不被三德所钳制，而且要在行动上、实践上、亲证上达到对三德的超越。对于我们普通人，超越三德并不容易，但可以努力。人最终要获得自由，而这个自由是要明白和证悟到人拥有身体但人不是身体。也就是说，我们不被身体所束缚，也不被身体的其他附属之物所束缚。但我们可以透过身体，达成一种对自然三德的超越，这是生命的垂直维度的发展。

时间，时间，请慢一些

小时候等待过年时，总感到年夜饭来得好慢。似乎从早上就开始等待年夜饭。期间不断地在邻居家转，看人家做这个做那个，又跑到自家楼上楼下，躺在床上等过年。唉，时间过得怎么就那么慢呢？真是度日如年呢。不过，这等待也有一丝丝的喜乐，没有焦虑，只是在等过年。这成了一种甜美的回忆。

时间飞逝，年纪渐渐大了起来。不知道为何，毕业工作了二十年，却感到毕业前的一切就在昨天。回忆这二十年，似乎也做了一些事情。但绝大部分经历过的事情其实都忘记了。唯一留下的感觉就是时间过得好快，真的好快。特别是过了五十岁，真的感到时间如白驹过隙一般。很多人因此会感到恐惧，觉得人生就快过完了。当然，也因此感到生命宝贵，一切都需要珍惜。

人到了一定的年纪，自然希望经验的时间长一些。然而，有人告诉我，时间是非常主观的，你在不同的年龄对时间的感受是不同的。年纪小的时候会感到时间比较耐用，比较长，似乎有很多时间。上了年纪，就会感到一周很快就过去了，一个月没有几下就过完了，一不小心就又增加了一岁。这种时间加速感让很多人心生不安。所以，很多人寻求某种方式，让自己可以体验时间的厚度、深度以及缓慢性。

瑜伽对时间这个问题有自己的看法和实践。在三摩地中，时间可能停止了，感觉不到时间的流逝。但出了三摩地，时间过去了，会不会有遗憾呢？

据说，人的时间感和人的构成元素有关。例如和风元素相关，时间就会流逝得更快；和土（地）元素相关，就会感到时间走得慢一些。这是因为，风流动，不稳定，变化快，而土元素比较稳定。所以，充分挖掘土元素，有助于我们感受时间的稳定，从而给我们带来新的体验。

土元素的特点是稳定、重、不易变动、坚定、惰性。所以，我们可以寻找与这些特点有关的生活方式，有助于我们体验时间的缓慢和流逝。

我们要保证给自己有足够的睡眠时间。睡眠时，答磨（惰性）能量占主导。睡眠不好的人，飘得很，会感到时间的浮动。

我们可以慢行。佛教里有一种行禅。在行走的过程中，用心去体验每一步。土（地）是稳定的元素。这个土元素动得快，就会促你感到时间在很快流逝，潜在地带来时间的加速感。我们也可以和山、大岩石、大海相连接。根据阿育吠陀瑜伽，水（大海）的构成性内容主要是萨埵和答磨。山、岩石主要由土组成，主要的构成性内容是答磨。

我们可以慢食。细细体会每一口饭，人们会意识到，食物本身会说话。开始它会告诉你很有限的信息。但你如果细细咀嚼，食物会告诉你更多的信息。同时，食物也会更好地关心你，让你更健康，体验到更真实的时间，更圆满的生命。

我们还要慢言。慢慢说话，有觉知地说话，而不是像风一样快速说话。说话太快，猴急猴急的，会促发时间的加速感。阿育吠陀瑜伽要求我们说话稳定、稳健。

我们还要慢呼吸。通过缓慢的呼吸体验自己的内在生命，这会有大收获。在瑜伽里，我们有多种呼吸。导致觉醒的嗖哈姆（soham）观呼吸法就非常好。呼吸，并觉知自己的呼吸，时间的流逝感、加速感就不会出现。

以上几点，或许可以让你更好地经验时间。但要从根本上征服时间，则还是需要超越私我，摆脱三德的限制，经验自己处于原点，始终安住在至上自我中。这才是解决种种时间问题的根本出路。

让稀释的苏磨再次富浓

苏磨，甘露之意。从深度上说，至上的苏磨就是希瓦，就是绝对意识本身，就是至上的阿南达（ananda）。

我们习练昆达里尼瑜伽，必须培养起相应的或平衡发展的苏磨，因为灵蛇一样向上游走的昆达里尼是强大的中性能量，如果不能得到平衡和控制，那么就会带来身心紊乱。可以平衡、可以喂养昆达里尼的就是希瓦意识，就是苏磨。

在日常生活中，我们所见到的苏磨都是稀释了的苏磨，不是纯粹的苏磨。如何提升我们的苏磨浓度让稀释的苏磨再次富浓？ 提升苏磨的浓度，我们得从《瑜伽经》八支开始。

瑜伽
YOGA

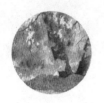

兔子的耳朵

研读经典是为瑜伽

伟大的瑜伽圣哲帕坦伽利在《瑜伽经》中说，苦行、研读和敬圣是瑜伽之起步。此言不虚。

阅读经典，可以有泛读，可以有精读，但帕坦伽利对他的读者说：研读！只有研读才是克利亚瑜伽的起步。

关于研读，简单地说，对于经文需要达到点—线—面—体的认识。泛读只能在知识的点或线上，精读可以在知识的面上，只有研读才能达到知识的体之境。至于如何达到研读的圣境则有多种进路，例如自我研读，以及向走向觉悟的善知识学习。若信心、愿力和条件同时具备，那么他应该很快踏上瑜伽胜境。

瑜伽经典很多，基础的有《薄伽梵歌》《瑜

伽经》和《哈达瑜伽之光》。如果你对瑜伽智慧感兴趣，请你亲近诸如《智慧瑜伽》《至上瑜伽》《八曲之歌》《分辨宝鬘》等。如果你对冥想感兴趣，请你亲近诸如《冥想的力量》。如果你对瑜伽之"信"有兴趣，可以亲近《虔信瑜伽》。还有一些辅助性的但也很重要的瑜伽作品，诸如《瑜伽之海》《瑜伽的力量》《喜乐瑜伽》《瑜伽喜乐之光》，等等。

有的人，可能对经典不能全然读懂，也没有关系。但即便如此，也需要亲近经典。我们需要对经典培养起一种亲近心。对于经典，我们的内心需要充满敬畏——对真知识的敬畏，对自我不断超越的敬畏，对爱的奥秘的敬畏。陪伴经典，这本身就可以帮助你建立起一种正向的能量场，这种能量场，会在合适的时间里带来不可思议的力量，会为你的研读奠定强大的种子般的基础。那些经典中的圣人圣言，总有一天会涌现在你的面前。

经典是瑜伽的根基

经典是我们瑜伽人的一个根基。那么，经典是什么？瑜伽经典都有哪些？我们为什么要阅读瑜伽经典？我们如何有效地阅读瑜伽经典？阅读瑜伽的经典可以达到什么样的境界？这些问题是我们每一位真诚的瑜伽习练者都该思考和回答的。

经典是什么？各个领域都有经典，哲学、宗教、文学、艺术、军事、建筑，等等，都有各自的经典。这些文字之所以成为经典，是因为它们在它们所在的领域成了一种典范，具有了权威性。哲学的经典、宗教的经典，不仅是哲学或宗教领域的指导，更是人类的精神生活及人生意义的指南或慰藉，这些经典构成人类文化和文明的基石。

经典很多。一个领域有一系列众多的书籍，但是和众多的书籍相比，领域内的经典依然是有限的。基督教最重要的经典是《圣经》；伊斯兰教最重要的经典是《古兰经》；佛教最重要的经典是佛经，而佛教又分成很多宗派，不同宗派又有他们各自所重视的经典。但是对于我们大众来讲，《坛经》《金刚经》《心经》《华严经》《维摩诘经》《圆觉经》等，比较大众、比较普遍。其他的许多佛经对于普通人来说是看不见、碰不到的。儒家经典是《大学》《中庸》《论语》《孟子》。对道教来说，《老子》《庄子》是其经典；对印度教来说，《薄伽梵歌》是经典。一般来说，经典都有一个形成的历史，一些经典是不断打磨的，并不是一次形成的。比如《圣经》，《圣经》并不是一开始就形成的，它有一个形成的历史，由于内容非常多，前后经历了大约 1600 年才定型。佛经也不是一开始就有的，而是一次一次集结出来的。这些经典中的许多内容，对于一般人来说没有办法读到，特别是在古代。所以佛教说，人身难得，是因为我们作为一个人有一个自我意识是很难的，又说导师难遇，是因为导师往往和传统、修持、经典有着密切的关系。

瑜伽经典都有些什么？瑜伽从古到今不断形成发展，出现了一系列的瑜伽经典。我们说，古典瑜伽的经典主要有《薄伽梵歌》《瑜伽经》。不过，我们发现还有一些经典非常重要，与我们当下瑜伽的实践关系密切，但是我们还没有充分意识到。有人告诉我，昆达里尼瑜伽与哈达瑜伽没有关系，又有人说昆达里尼瑜伽是独立的，和印度传统讲的瑜伽典籍以及其他的瑜伽没有关系，这样的说法并不准确。有一本经典叫《瑜伽真义奥义书》，这本经典不仅谈论了传统的哈达瑜伽、传统的昆达里尼瑜伽及传统的吠檀多哲学，并把它们有机结合在一起。这部经典可以破除人们对昆达里尼瑜伽的误解。还有很多类似的经典不为人们熟悉。

在传统的奥义书中，大约有 20 个奥义书属于瑜伽奥义书，其中特别重要的奥义书有《大梵奥义书》，以及刚才提到的《瑜伽真义奥义书》。瑜伽人广泛关注的瑜伽经典是《薄伽梵歌》《瑜伽经》《哈达瑜伽之光》。还有比较重要的哈达瑜伽经典《格兰达本集》《希瓦本集》《牧牛尊者百论》《瓦希斯塔本集》等。有些已经有了中文版，有些暂时还没有中文版本。除了上面讲到的传统瑜伽通行的经典外，还有流派中的瑜伽经典。瑜伽是一个活的有机体，在发展中形成了众多不同的瑜伽流派，这些流派也各自形成了相应的瑜伽流派经典。

到了近现代，甚至到了当代，我们可以看到一些比较有影响的瑜伽大师，如希瓦南达，他撰写了大量著作，其中有一些非常重要，在希瓦南达瑜伽传统中就成了经典。在全球、在中国大陆比较流行艾扬格瑜伽。艾扬格写过很多的书籍，其中有几本成了瑜伽的经典，如《光耀生命》《瑜伽之树》等都被很多人所关注。

我们为什么要研读经典呢？首先，瑜伽经典是前人瑜伽经验的聚合。也就是说，一本瑜伽经典往往是古代或当代瑜伽大师的经验聚集总结。你要学习瑜伽，就需要通过学习这些大师的瑜伽经验，切入到他们所能达到的瑜伽境界。瑜伽大师在撰写他们的瑜伽作品时，也是尽其所能忠实地表达他们的瑜伽经验和瑜伽境界。其次，瑜伽经典是瑜伽场的根基。比如我们说，如果一个佛教场所没有佛经佛典，那么这个地方的气场就不够了。你会注意到，许多佛教场所往往都有一个藏经阁，即便没有专门的藏经阁，也会有一个地方有一个书柜，书柜里藏着很多经书，那些经书就是道场的"镇山之宝"，因为它们形成并稳定了道场的气场。一个瑜伽馆或瑜伽机构，如果收藏了足够多的瑜伽经典，我们就会发现，这个瑜伽馆有着强大的气场，那些经书就是瑜伽馆的"镇馆之宝"。一个瑜伽馆，如果一本瑜伽经典都没有，就如客堂一般，哪里还有什么气场？没有气场，哪里会吸引人呢？瑜伽经典是瑜伽人安身立命的基石。透过这些经典，能够让我们的瑜伽达到一个足够的高度，就如烧开水一样，把我们"烧开了"。

如何正确阅读瑜伽经典呢？首先需要合适的瑜伽文本。如果你懂得英文，那么找一些英文的经典是很好的。二是要学会比较阅读，同一个文本上下内容的比较，不同译本之间的比较，英文或梵文和中文翻译之间的比较。如果有条件，通过比较阅读就可以更好、更深地了解和认识经典所说的意思。三要学会提问或询问，把遇到的困惑搞清楚、弄明白。商羯罗大师说，你真要解决人生的问题，真要获得解脱（自由），最终要求助于智慧。《坛经》说，"一灯能除千年暗，一智能灭万年愚。"四是谦卑。学习无止境。时时刻刻、各种场合都要学会谦卑，即便你已经有了很多瑜伽的知识，依然要谦卑。尤其我们瑜伽人，学的越多，越是要谦卑，越应该认识到自己的不足，就如麦穗，没有成熟时头朝上，当它熟了它的头是向下的，因为它结的果实沉甸甸。这是谦卑的一种表达。瑜伽人越好学，越谦卑，也越精进。

我们曾经谈过瑜伽研读的"点—线—面—体"。"点"是瑜伽的知识点，一点一点的知识，比如我们每一天或每一星期都有一点瑜伽知识的累积，就像一颗颗的珍珠。当我们把这些一粒粒的珠子用线串起来的时候，就成了完整的项链。《瑜伽经》的"经"就是"线"的意思。有了知识的"点"和"线"，我们还要把"点"和"线"经纬交织形成瑜伽知识的一个"面"。这个面很重要。如果讲瑜伽，你能从心理学、社会行为学、哲学甚至美学等不同角度来解读，那说明你的瑜伽面就很宽。瑜伽教练，如

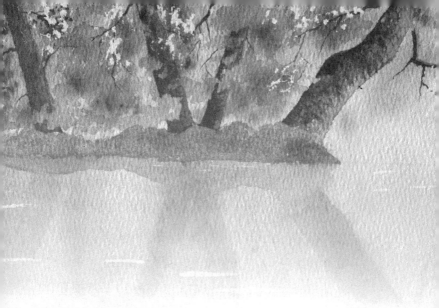

果有了瑜伽的"线"，这样会好很多。如果把瑜伽的"线"发展到了瑜伽的"面"，面对不同的问题，能够从不同的角度看待和处理。有了点—线—面，并达到一个融会贯通的境界后，你就可以穿梭在不同的知识系统中，这个时候达到了瑜伽"体"的境界。要成为合格的优秀的瑜伽人，就需要我们成为学习型的瑜伽人。向经典不断学习，找到稳定的瑜伽磐石，吸取大师圣人的瑜伽经验，在学习中实践，形成我们自身的瑜伽经验，达成我们的瑜伽之境。

离开瑜伽经典，就不再有瑜伽

有人询问耶鲁大学神学家林贝克教授关于基督教的存在问题。林贝克教授说，只要《圣经》在，基督教就在。只要大家都还在阅读《圣经》，基督教就能存在下去。如果没有人读《圣经》，即便有再多的基督徒，基督教也会快速地消失。这让我想到很多。对于瑜伽也是如此：离开瑜伽经典，就不再有瑜伽。如果没有读《瑜伽经》，即便有再多的瑜伽人，真正的瑜伽也会快速地消失。

这里有一个重要的道理，那就是文本存在的重要意义。

我们对《圣经》的理解和解释，在任何时代或民族都会有不少差异。不同神学家对《圣经》的解读也会不同，不同的解读甚至形成了一个又一个的解释传统。但是，基督教的存在不是依靠这些解释的传统，而是依靠基督徒共同拥有的《圣经》。《圣经》保证了形式的存在。尽管这是一种语言形式的存在，但离开这种语言系统，基督教就不存在了。同样，离开瑜伽经典形成的瑜伽语言系统，瑜伽也就不复存在了。这就是瑜伽的形式存在。

对于《瑜伽经》，我们可以有多种解释，并形成多种不同的系统。就我个人所理解的，主要有数论传统的解释、吠檀多传统的解释、女性主义的解释、后现代主义的解释、跨文化的解释，等等。但是，不管是什么传统的解释，它们依靠的都只是《瑜伽经》。没有《瑜伽经》，只有这些解释，那么瑜伽就难以存在下去。《瑜伽经》可以有 100 种解释，并随着时间的推移，会有更多的解释和理解，但它们只是理解和解释，并不是文本本身，《瑜伽经》只有一部。不管你如何理解帕坦伽利的《瑜伽经》，这个经的存在和不断被阅读具有优先性，至于如何理解和解释，则是第二位的。正是这个共同的文本让瑜伽有了形式归属，保证了瑜伽的持续推进和不断发展。

根据后现代的思想，语言决定了经验，而不是经验决定了语言。我们的经验是我们语言中的经验。

关于瑜伽修习的经验基于我们所具有的瑜伽语言。离开了瑜伽的语言，就不会有瑜伽经验。不同的瑜伽语言的形式，就有不同的瑜伽经验。例如，根据数论哲学，我们对三摩地有完整的理解。但根据吠檀多瑜伽哲学，我们对于三摩地的理解非常不同！很多人难以区分不同传统所谈的以及所经验的三摩地，而只能拘泥于自己所知的瑜伽语言系统。甚至由于所学的瑜伽语言系统是混乱的，所形成的经验相比其他纯粹的瑜伽语言之经验，也会显得混乱。语言是优先于经验的。这是前提。在这个前提下，我们才能谈论语言和经验的相互影响。

说了这么多，明白了吗？只要瑜伽经典在，只要人们还在阅读这些经典，那么，瑜伽就一定会存在下去。对瑜伽经典的理解有差异，甚至对立，但只要瑜伽经典在，有人研读，不管彼此的理解有多大差异，瑜伽就一定存在。假如人们不断地去学所谓的"瑜伽"，学习各种各样的流派和牛人教导，但是却不去研读瑜伽经典，那么，到头来，如小溪流入了大沙漠，你的"瑜伽"会消失，"瑜伽"会消失！

作为哈达瑜伽文本的《易筋经》

《易筋经》书名如雷贯耳，但没有读过，更没有习练过。偶然的机缘，接触了《易筋经》，并学习其功法，深深感到，这不就是中国的哈达瑜伽典籍吗？

《易筋经》的作者达摩，印度人，不知其生日，婆罗门，从佛悟道。于公元486年来华，在华四十余年，献身东土，可以说是中国人矣。他在印度觉悟，放下一切来到东土，传法《易筋经》。他的妙法，从个人感悟，非来自印度，此乃在华，沿用华文之要，呈现身心健康之道。

达摩的膜说、十二式、内壮法、揉法、采日月菁华法、指法、药法，等等，妙用无比，从身体而达成三摩地之道，其与《哈达瑜伽之光》"通过身体的"瑜伽之要旨殊途同归。不少人学习、从事哈达瑜伽，但没有触及传统哈达瑜伽的深处，犹如没有触及《易筋经》的要旨一般。用心修习"哈达"

（日月之功），就是修习"易筋"之法，内达，外显。

如果我们把《易筋经》作为哈达瑜伽的文本，如果我们同时对比研读《哈达瑜伽之光》和《易筋经》，相信每一位瑜伽人都会有惊喜的发现和体悟。如果学习真正的哈达瑜伽，必定喜欢研读《哈达瑜伽之光》，也必定会喜欢研读《易筋经》。我们探究瑜伽不止，关注身心健康的正要，明悟真正的自我，得健康、得智慧、得喜乐，爱经典，观内景，当下受用，受用当下。

关系、实在和北方之道

在互联网时代，在高科技快速发展的时代，世界就如过山车一般快速运行。在非常短暂的时间内，我们意识到世界的无比丰富性，更意识到世界变易的不确定性。这个时代，社会的差异性越来越大，或者说，我们感受到的社会差异性越来越大。

人是社会动物，马克思说，人是关系之和。人们渴望关系中的存在。以前，人们的关系凝固在有限之中。现如今，情况已经发生了根本的变化。如今，关系多元，却非本质。但世界终究是摩耶的展示，不能沉溺。

人不仅是关系的存在，也是灵性的存在。传统上，这种灵性存在的冲动基本通过宗教或哲学的形式表现出来。但如今，这种灵性冲动越来越多地以自然主义、表现主义、非二元的方式表达自身。

作为灵性存在，人类渴望本质。但我们不能像科学实在论一样去谈论灵性本质。世界是一场崇高的游戏——《易经》说的，从"未既"到"既济"的过程。如果你问我世界为何如此，我只能说，也可以不这样。但世界游戏或是"未既"到"既济"的世界过程就是无限中的一种可能和本性的流溢。

在世界如此展示的过程中，人们就有了各种可能，世界的差异及对它的体验或经验就多种多样。多样性让我们中的一些人走上了一条"回归"的路——即北方之道或太阳之道。那些已经进入此道并返回或超然而在的人，他们可能就是我们的导师。

导师就是驱散黑暗的人，就是带领我们走北方之道、太阳之道的人，就是带领我们回归自我的人。除非你一样觉醒，否则你不能真实地理解这样的导师。但我们要有信心，要真实地依托。然而，你需谨慎地选择你的导师，导师也在等待合格的学生。

一切随缘而在。唯有那真性之光永恒。

Om！

唯有知识通向自由

圣者室利·维迪安拉涅·斯瓦米（Sri Vidya-ranya Swami）云：解脱（自由）可以通过（绝对）实在的知识而获得，而非通过其他方式。除非做梦者醒来，否则梦不会结束。

一个人通过什么方式获得自由呢？八曲仙人、瓦希斯塔仙人、商羯罗大师等，都非常明确地告诉我们，唯有知识消除无知（无明）。我们陷入束缚是因为无知。一切的颠倒黑白、异化扭曲都是因为无知（无明）。唯有知识改变我们的命运，其他一切方式都是暂时的、非究竟的。觉悟的根本是通过知识之光，消除无明的黑暗。一旦光明照耀，没有遮蔽，也就没有了束缚，也没有了解脱，处于如如真一、久久一如的境界。

智慧瑜伽的根本是自我知识。站在智慧瑜伽的立场上，我们可以明白很多作为的无效性，尽管人们可能会宣称其行为或理解的有效性，但事实上并非如此。所谓的体位、调息、冥想、崇拜、曼陀罗等，其本身并不能直接导致觉悟、自由和解脱。经过多年，甚至更长时间，人们或许会明白上面的理解是何其合适和有效。但人们会拘泥于这些，所以智慧瑜伽不会反对。然而，它明白，人是因为无明而痛苦。无明（avidya）的克星是明（vidya）。所以只有自我知识这一"明"才能消除一切黑暗之障碍。

印度的瑜伽经典《八曲之歌》（或叫《八曲本集》）在最后的章节中说到，没有体位、没有崇拜、没有调息法、没有冥想，只有至上本身。这并不是否定体位法、呼吸法、冥想法、曼陀罗等的价值，事实上它们很有意义，也很有价值。有人问我，体位法为何不能解脱。我说，即便你能够把身体柔软成为面团，即便你能够把身体蜷7圈，你也不会觉悟；即便你的能量流动如涓涓溪水，你也不会觉悟。因为，这些和觉悟无关。你冥想80年也和获得自由没有必然的关系。谈到苦行，印度神话中的恶魔有时比很多神的苦行还要厉害，但他们不是因为苦行而获得觉悟。但是，当体位、调息、冥想、苦行等和知识结合时，哈达瑜伽的觉悟之意就会出现——因为哈达是通过身体的，而非身体的。就如你要到达河的对岸，你就要通过桥或者船或者你直接游泳或者其他方式——但如果你只知道游泳，或者你只知道造桥或造船，你却不知道你的目标是过河，那么，你如何能够到达对岸？！这里是从觉悟的角度说的，不是其他角度。对于现实中的人，人们所追求的并不一定是觉悟，但并不因此就说没有目标的意义和价值。一切都需要和知识相结合起来才有意义，才有实践的价值。

出于意志，人们会选择不同的立场。出于利益，人们会选择不同角度。道路很多，但道路的道路唯有知识。你可以不用智慧瑜伽一词。avidya（无明、无知）的对手只能是 vidya（知识、明），其他的东西无法消除 avidya（无明、无知）。不管你走什么样的道，都需要知识。在这个水瓶时代，我们谈论生命的提升和觉醒，就需要有真正的自我知识。

我的底盘

不断有人跟我讨论甚至争论瑜伽、吠檀多中所谓的真理。这是因为，在我看来，他们多是个人经验主义者，把经验当真理，并持守之。但在这个世上，我们需要更新自己的认识和实践。

我把自己视为这个时代的探求者，我从来不把自己当作真理的化身，并且我始终开放我自己。做我学生的，只是跟我同行。人类的私我（ego）非常强大，而追求觉悟的修行者，其私我有时比普通人更加强大，只是形式更加精微而已。对此，要有清醒的认识。因缘不足，彼此都难以破解。正如奥义书里说的，灵性的面纱有时更加黑暗！但识别出这一面纱，并不容易。

我个人强烈意识到康德的合理性，也更强烈地意识到后现代主义的合理性。康德说，人为自然立法；后现代主义认为语言创造世界。

世界是我们的世界。种种世界都是我们的心意，并没有本质。但需要注意的是，现象的世界没有本质并不是说世界不存在或没有任何意义。众生茫茫，不可能不真实。六道轮回就在我们面前。这本质、这真实是永恒存在层面上的，也就是形而上的本质、形而上的真实。形而下的，都是短暂的、变化的、腐朽的，因而没有本质，非真。

语言先于世界，而不是世界先于语言。原初的世界我们并不知道。我们知道的只是我们的世界。我们透过语言建构世界。时间和空间本来就是人类的建构。伟大的吠陀明白这个道理，最初的是圣言Vac。OM 这一圣言被视为巨大象征，创造一切，维系一切，毁灭一切。OM 就是一切。阴阳太极也是最初的圣言。《圣经》里说，上帝就是 WORD（圣言），圣言就是逻各斯（道）。道就是光。语言照亮一切。语言之光，也成了自性之光。

跟从我，不是跟从我的肉身，而是跟从我的语言之道，做探索者，做非异化者，做健康、智慧和喜乐的人。马克思说，哲学解释世界，目的是改造世界。你改造自己也就是改造世界。两人相遇，心意的转变就如潘尼卡说的，是两个星系的碰撞，不可思议。所以，觉悟是人间最伟大、最成功的炼金术。

我是实用主义者。来到世上，我尊重并接受世界、人的三德，我不希望和世界对抗，而是希望摆脱三德的束缚，希望成为三德的家长。我们在三德里运行，世界是美好的家园。这个美好的家园不是在这里、在那里，它就在我们的当下。它是永恒的现在（eternal Now），光明一直在，不增不减。成为三德奴隶，是人类最糟糕的异化状态。但世界是一个道场。五大元素、心意、智性等等都是家人和朋友。弄清了关系，天国在，净土在，梵界在。不存在一个可以过去的世界，只有一个世界——this world，唯一的世界。这个世界被无尽地叠置。跟从我，就是跟从圆满觉悟，把叠置看穿。

安住圣言。喜乐无边。

兔子的耳朵

"兔子耳朵很大，但它们从来听不见你的话。"
觉悟的大门始终开放，但少有人走进。瑜伽从来不
是封闭的、孤寂的，但因为真进入者少，所以被视
为"奥秘"。那些《奥义书》之所以是奥义书，是
因为愿意坐在导师身边聆听的人少之又少。

愿我们都能够走进导师，聆听圣言，洞彻奥义，
觉悟自我，逍遥自由。

瑜伽
YOGA

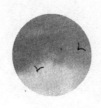

瑜伽是一场身心冒险

瑜伽是一场身心冒险

　　和瑜伽结缘，要追溯到 1993 年。那一年，我去了一个英语角，听人家谈论一些我当时还不能理解的"瑜伽"。不过，我的专业和好奇心让我一直关注那时所谓的"瑜伽"。只是当时我所"理解"的瑜伽，并不是时下流行的哈达瑜伽。之后，我一直在从事西学研究，关注跨文化问题。真正让我转向瑜伽文化的一个重要契机是英国的韩德（Alan Hunter）教授寻找合适的人选来翻译辨喜文集。经过王晓朝教授的推荐，2004 年韩德教授找到了我，我们在杭州的香格里拉饭店进行了沟通，我接下了这个翻译的活。其实，当时的我并不很熟悉印度的瑜伽词汇。但翻译是一种自我修炼。在我的研究生杨柳和当时在浙江大学访学的段力萍老师的合作下，完成了辨喜文集《瑜伽之路》的翻译工作。

之后，因缘巧合，韩德教授帮忙推荐，我和杨柳又翻译了《瑜伽经》的一个注释版，这一版本于2006年由四川人民出版社出版，即《现在开始讲解瑜伽——〈瑜伽经〉权威阐释》。这是国内第一个注释版的《瑜伽经》，受到广泛好评。十年后，经过修订，在商务印书馆再版此书，更名为《帕坦伽利〈瑜伽经〉及其权威阐释》。冥冥之中和瑜伽真的有缘，之后或独立，或合作，连续翻译了《室利·罗摩克里希那言行录》《冥想的力量》《虔信瑜伽》《至上瑜伽——瓦希斯塔瑜伽》《哈达瑜伽之光》《薄伽梵歌》等，合作者主要有灵海、梁燕敏、周晓微、富瑜等。通过翻译，我对瑜伽产生了强烈的兴趣。不但翻译，而且开始研究并注释瑜伽经典，包括《智慧瑜伽》《瑜伽喜乐之光》和《直抵瑜伽圣境》等。在翻译和研究注释的同时，也做不少瑜伽方面的讲座和交流，出版了多本自己的瑜伽作品，如《瑜伽的力量》《喜乐瑜伽》和《瑜伽之海》等。

这样的工作结果之一就是，对一个站在原来西学背景中的学者来说，似乎"偏离"了学术正道，因为我原来的学术工作主要是研究宗教哲学和宗教对话，如今却把很多精力放到了瑜伽和吠檀多哲学上。很多朋友无法理解，因为他们认为我目前研究的领域太偏门。也有人不理解我从事这一工作的意义，认为我是离开学术了。其实，我不得不说，我在已经开展的宗教对话和宗教哲学研究中已经到达了一个节点，读者看了我的专著《全球宗教哲学》和《当代宗教多元论》，或许可以理解隐含在我心中的某种情结。走向瑜伽和吠檀多不二论等东方哲学，是我寻求自我突破的尝试。就宗教对话来说，我尝试从瑜伽和吠檀多哲学中寻找某种洞见，希望自己能够贯通中印西，找到人类对绝对者、对自我的分辨路径和寻求获得人之尊严和圆满的智慧洞见。

可以说，我转向瑜伽和吠檀多哲学是偶然的，主编瑜伽文库也是偶然的。在从事瑜伽经典翻译和研究的过程中，我得到了国内瑜伽界广泛的关注和支持。在这个过程中，我提出了一些基本的观念，如"大瑜伽"观念，我也倡导"瑜伽中国化"，传播智慧瑜伽和喜乐瑜伽（也称苏磨瑜伽）。我对哈达瑜伽古今差异的思考、对瑜伽伤害的整体反思、对瑜伽之海的美好愿景，也引起了国内瑜伽界的回应和反思。通过自己有限的条件，我也培养一些在瑜伽和吠檀多领域的人才，这大概也算是我尝试服务中国瑜伽和吠檀多文化的一种努力。

我知道，我所从事的瑜伽是一场身心冒险。既然是冒险，就有可能成功，也可能失败。那么，有没有一种东西可以超越成功和失败呢？其实，瑜伽是一场身心冒险，但达成瑜伽却是对身心冒险的一种超越！

瑜伽是一个过程，瑜伽是一种经历，是将一切转化成生命成长中不可缺少的一个环节。当我们的生命发生某种转变时，当我们明白我们的意识得到某种提升时，当我们经验到意识转换的奥秘时，那时，我们就明白我们真正拥有的只是我们的生命，我们需要超越的不是身心的冒险，而是那种对无知的恐惧、对知识的欲望——这种超越本身带来的是健康、清明、喜乐、圆融无碍。

如大鱼一般逍遥自在

我很早就睡了。在美梦中醒来。早早的。外面下着雨，山上的水哗哗流下。思绪越山过海，越过太平洋。另一个我出现在大洋的彼岸——那个是真我，这个是真我，那个是阿特曼（atman），这个是阿特曼。真我和真我是相遇还是合一？

透过瑜伽，人们期待着什么？

瑜伽，有很多的被误会，被误解，被滥用，但瑜伽确实包容和平静。瑜伽是大海，容纳百川。表面的起伏却不改大海的宁静；深沉的静谧却不改外在的绚烂。

我们在世上行走，就如在海中生活。我们可以在海浪的起伏中沉没，我们也可以如鱼一样自由自在。瑜伽是我们学会做自在之鱼的艺术。

或许，我们都是想要学会如大鱼一般逍遥自在的行走之人。

养身、养生、养神、扬升

养身基于肉身（粗身鞘），尽管和精身有关，但不为其所关注。

与养身相比，养生的广度和深度不同，养生的范围更广大。生，即生命。原指道家护养生命、延年益寿的一种活动。养生包含滋养、调养、补养、保养之意，是一种综合性的活动。不同人有不同的养生方式。对于不同体质的人，养生有很大的区别。

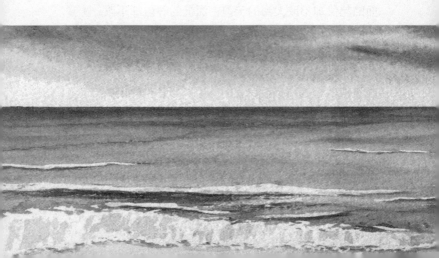

养神一般不包括对肉身的关注，核心的方法是摄回感官，内存精气神，或者培养我们的普拉纳、特伽斯和奥伽斯能量。

扬升则是另一层面，是我们意识的提升或转化。扬升才是瑜伽真正追求的。

养身在粗身层，养生在精身层，养神和扬升也在精身层，但扬升最终越出一般身体层面，而达到一种觉醒之境。那时，我们就明白所谓的不二，所谓的刀和刀锋的合一，所谓天人合一、道我合一、梵我合一。

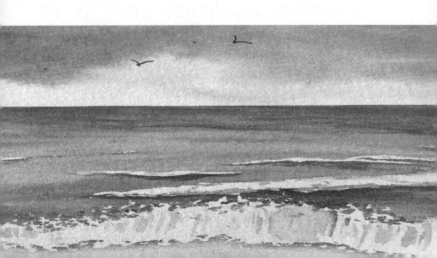

当我们相遇，我们可以相互问问：养身了吗？养生了吗？养神了吗？扬升了吗？事实上，我们需要有一种主动意识，我们可以问问自己：我养身了吗？我养生了吗？我养神了吗？我扬升了吗？如此，提醒、警醒、惊醒、清醒。

觉醒的大时代

今天的这个时代是特别殊胜的时代。

也许有人会说，在这个时代，是最糟糕的时代。但我告诉你，这个时代是历史上任何时代都无法比拟的时代——因为在这个时代自我意识觉醒的机会和可能比以往任何的世代都要大得多。

我们可以看到，这个时代社会发展到了一个崭新的开放时代，智慧以我们特别容易理解和接受的方式开放，以往积累的众多神秘的知识被我们一一解构。我们可以基于我们人本身所具有的人性、理性和灵性而达成圆满，我们无须依赖于一种完全异化的想象。

同样，时代前行的巨大差异性促进我们沉思和觉醒。科学和技术的快速发展，让我们轻松把握古代少数精英所能理解和实践的东西。以往人们需要花费 20 年甚至 40 年也不能明白的道理，如今孩子们很早就能明白。这是个信息大开放的时代，以前人们一生探索的以及孜孜以求的东西，今天在极短时间内可以获得。图书馆已经成了一个无所不知的上帝。以往很多难以超越的思想以及实践，如今成了常识和生活的部分。意识的觉醒不再是极少数精英的专利，人们不再可能把觉醒的奥秘隐藏起来。

这是真理大开放的时代。十万八千法门，如今门门开放。这是各种真理和实践之方法整合融合的时代，我们彼此学习、相互理解和借鉴。这是内在世界大开放的时代。只要我们愿意，只要我们善加利用，我们就可以达成意识觉醒的目标。当然，当你达成时，这样的话也是多余的。

把握时代，开启心扉，放下心结，我们一起参与到宇宙—神—人共融的大时代。

瑜伽的纯真小孩

耶稣说："让小孩子到我这里来，不要禁止他们，因为在天国的，正是这样的人。我实在告诉你们，凡要承受天国的，若不像小孩子，断不能进去。"（《圣经·路加福音》18：15-17）这是《圣经》中两节很重要的经文，谈论天国的存在标准。

耶稣不是某个教徒，他只是一个爱的实践者，他就是爱本身。天国是一个象征，是人所去的最圆满之状态。耶稣认为，一个人只有像小孩子那样才适合进天国。耶稣为何说天国需要像孩子？这里，我们不是谈《圣经》的经文和解释，而是借助这一进入天国的小孩标准来谈谈瑜伽问题。

瑜伽是一条朝内的路，是一条回归的路。回归之路，是一个解蔽的过程，是一个减法，是一个弃绝的过程，是放下（或超越）差异的过程，是本性自然而发的过程，是一个纯真的过程。瑜伽修得好不好，或成不成功，我们可以通过耶稣的话来理解。

天真的小孩是无须减法的存在，因为在他们身上还没有叠加过什么。但小孩很快就会被他们的父母和社会叠置上各种原则、标准、价值，他们的天真和纯粹很快消失。耶稣说，那些没有外在叠置东西的人才适合进天国。天国是一种圆满的境地，需要具备纯真的品性。小孩成了我们的榜样。耶稣说，向小孩学习。我们要向小孩子那样，纯真，不执，没有二元纠葛。

从小孩到成人，基本上是一种"异"的过程。从成人到小孩，做减法，是一个回归的过程。然而，这回归并不是成为小孩，而是像孩子一般纯真。小孩并不是自主自觉的觉悟者。

瑜伽，是让我们第二次纯真的一种打开方式。这里，有三层意思：如小孩一般原始、初起的纯真（伊甸园——第一次纯真），成人的二元性、尘世的生活（失乐园——失去纯真），回归非二元性的纯真（再次进入伊甸园——第二次纯真）。

愿我们都成为瑜伽中的纯真小孩。愿我们都获得第二次纯真。

过一种主动的人生

一切都是被安排的吗？很多人认为，一切都是被安排的，即便你今天吃这顿饭也都是被安排的，你和某个人说某句话也都是被安排的，或被业力所决定的。

古代有哲学家也如此理解，这被称为命定论或宿命论。基于这种命定论或宿命论，我们生老病死、成败得失、是非好坏、顺逆波折都是被安排的。这样的宿命思想也具有极大的力量，可以让某一些人解除一些心理的不平衡和张力。但这种思想真的合理吗？

我们的行为或境遇由内外自我和社会的多种因素造成，有时则是高度不确定的。从某种意义上说，这种不确定性超越了上帝（至上）的控制范围。我们在《圣经》里可以看到，上帝后悔了他的创造，因为当时人们的发展已经超越了上帝的"规则"。到头来，上帝只能把当时的人类毁灭了，只留下一点点"种子"。上帝不是说那创造是好的吗？为何要毁灭呢？因为，上帝在善意的创造中带出了偶然性、不确定性甚至不可控制性。所以，后来的过程神学会认为上帝也无奈于人类的作为。上帝只能等待人的回应，而不是通过上帝的律法直接干预。因为，上帝没有办法。这当然是一种基督教神学的解释，你可以不接受。

从印度的传统哲学来看，一个人在今生的境遇和行为，首先受到前世带来的业的影响、受到通过因果身而来的影响，类似于遗传基因一样影响于人。但是，一旦此人来到世上，他的身心运动就受制于环境、社会、主流价值、宇宙运行之势（德）以及其他的原因。所有这一切混合成为一种整合的力量影响着人的一切。在这一过程中，除了诸多相似的因素外，个体化的处境，如个人接触的人群、所接受的观念，甚至偶然得到的启发，都可能随时改变一个人的方向。

如今的我们，越来越强调多元和偶然，越来越强调我们人的自主发展和自我控制，也就是，越来越强调自主塑造自我的命运。在古老的《至上瑜伽》

中，圣人瓦希斯塔告诉我们所谓的命运的虚妄，他让我们当下自我努力。今生的命运，我们今生塑造。我们要有勇气，我们要敢于自我负责，并且我们应该自我负责。活出自我，过一种主动的人生，不是建立在所谓的命运或定业的基础之上，而是奠基于我们自主、自觉的觉醒意识基础之上。

森林的呼唤

我们经常会对某人或某事有判断、谈看法，但事实上，这些判断或看法只是和当事人无关的视角，是一种叠置。在国家层面，在社会层面，在个体层面都是类似的。

我们大多数人都喜欢用自己在特定时候形成的标准看待他人，甚至要求他人，形成所谓的原则。然而，在深究之后，我们就会发现，这些原则本身就是叠置的结果。大海包容一切，但你还不是大海。你是大海，但你不能要求他人也是大海。不同河流的差异性，背后是同一性，只是叠置了名色。我们跳出河流就会知道，那水来自云，云在天上飘，海水在日光下蒸发，变成云在四下里飘散。

我们需要看到森林。森林，有物质的森林，生物的森林，也有心意的森林，智性的森林，还有精神的或灵性的森林，有些可见，有些看不见。我住在森林里，多么的美好。但我们在森林里造了一栋小木屋，屋里有了装饰，我们似乎不再是生活在森林里。错，我们还是在森林里，只是我们叠置了我们的一栋小木屋。我们需要认清我们的一栋小木屋。有一首散文诗是这样说的：

哦，星光之主啊，请告诉我

是什么让我造出了这迷人的小木屋？

飘过一朵一朵的云彩，

吉祥乐花掉落在我的衣衫上

哦，星光之主啊，请告诉我

是什么让小木屋变成了三界九门之城？

晚霞过去，星光闪烁；

泉水叮咚，归于沉寂！

上行和下行的瑜伽之道

瓦希斯塔说，瑜伽和知识是消除心意混乱的两条道路。瑜伽是控制心意的运动。知识（智慧瑜伽）对它们有着清晰的观察。换言之，根据圣者瓦斯希塔，不是为了控制心意稳定的瑜伽就不可以称为瑜伽。

但在西方一般瑜伽观念的影响下，人们似乎重新理解或定义了"瑜伽"——把健身的瑜伽体位法再佐配一点呼吸法就理解为瑜伽，而不再关注"身体"之后的内容。一些真正进入瑜伽的瑜伽士和瑜伽追求者，会面临两个压力：

第一，他们不得不忍受瑜伽"损失"的过程，并忍受那种被改变之后的"瑜伽"；第二，他们不得不忍受自己的"瑜伽"非瑜伽的压力——因为，他们的瑜伽不被一般人所理解和接受，他们的坚持有时是一种自我的苦行。

从这个角度看，很多瑜伽士或大师根本就不是

"瑜伽士"，他们所坚持的瑜伽根本不是瑜伽。也就是说，传统上所认可的行动瑜伽、智慧瑜伽、虔信瑜伽、消融瑜伽，甚至传统的哈达瑜伽等都不是"瑜伽"，或不被真正认可的"瑜伽"。从某种意义上说，这是瑜伽下行的运动。

坚持瑜伽上行的人往往人数较少。事实上，走这种真正瑜伽之道的人在当今并不呈现为主流。一些瑜伽导师遇到了困惑，他们可能就是觉悟者，但他们不会做那些所谓瑜伽的高难度体位。他们传播瑜伽，只能讲一些瑜伽的哲学或文化，或谈点调息和冥想。这是一个问题。事实上，是一种张力，一种挣扎，一种斗争——传统的瑜伽和更新的传统瑜伽，与当下下行之后的杂技式的体位瑜伽，它们之间的张力。

从大瑜伽的观念看，我们当然可以包容当下的整个瑜伽图景，认可在不同瑜伽之间小径相通。对大众而言，更多的则处于瑜伽健身的这一面。而对于以觉悟自我为目的的传统瑜伽，基本仍属于"精英的"——只不过，现时代的精英距离大众并不远。

奥秘苏磨

蹚过河，涉过水，爬过山，走过路，来到你的跟前，哦，你是苏磨，你是苏磨。

我的身体是苏磨的温床，看到千万条河流在流淌。弯弯曲曲，绵绵长长。

我的心意是苏磨的海洋，看到无比众多的生灵在欢畅，源源不断。

我的灵魂是苏磨的梦乡，看到无比纯粹的喜乐甘露在涌动、散发。

苏磨啊，无数的生灵渴望你，无数的众生趋向你。

苏磨啊，你恩典般抛出你的花环，光明照耀，满天香花，仙乐缭绕。

透过你的教导，苏磨啊，每个个体都需要有劝制和禁制的践行。

苏磨啊，我喝过你的甘露，明白其中的奥秘。

对于那些无知者，你是毒药；

对于那些有知者，你是甘露。

离开了你，苏磨啊，这个世界还有什么？

苏磨啊，请你继续向众生揭示你的奥秘吧。

这个世界充满了神奇，你让自己进入百草，你于是成了草药，救度无数众生，帮他们脱离疾病。

你也以无比精微的能量遍布一切，进入每一种心意之中。

明白你，苏磨啊，就知道帕坦伽利瑜伽的奥秘，就能让心意平静，体验三摩地的甘露。

苏磨啊，你就是那纯粹的至上，是至上的纯真，是无比喜乐的源头，你就是喜乐本身，是原本的阿南达（Ananda）。

我们透过行动、智慧、真爱见到你，苏磨啊！

我们透过祭礼、祈祷、冥想见到你，苏磨啊！

我们透过体位、呼吸、身印、曼陀罗见到你，苏磨啊！

我们透过食物、节律、空气、阳光、无处不在的太一之能见到你，苏磨啊！

苏磨瑜伽的奥秘在哪里？哦，苏磨啊！你的光照亮我，照亮我，让我去除黑暗的遮蔽，直面你的脸！

苏磨啊，你的奥秘在哪里？你说，透过苏磨瑜伽见到你，进入你。

哦，苏磨，哦，喜乐，哦，瑜伽，喜乐瑜伽。

Namo soma，namo ananda！

忘记了名字

不知道是什么原因

我的记忆消失了

你的名字记不起来

似乎永远地散开了

如大海的泡沫化开

出现的是新的名

不知道是什么原因

你的名字曾如太阳般光明

宛如十五的月亮般皎洁

然而，你的粗身不再闪烁

你的精身离开了记忆的大海

你的光淡了，淡了

山岳安住，河流不息

对你的记忆却如迷雾消散

不仅走过，看过

更是想过，反省过

却如墨石成了金刚

到哪里找到你的黑啊

平静之光

美丽的月光

透过树林的叶

洒落在你的胸前

落地的衣裙

散发迷人芳香

今夜的月光啊

格外的明亮

曾经的记忆

化作青春的梦想

编织在你的发丝上

喝下仙界的苏磨

充满了能量

无比的喜悦

灿灿的光芒似万丈

不朽地圆了你的梦想

其实是你自己修自己

你写文章，你劝导，你干事，你做这个做那个，其实你是在修炼自己。

你如果不能转变这个思维，你会累坏了，但人生效果还是很糟糕。

你看不过这个，看不过那个，是因为你看不过自己。

你喜欢这个，喜欢那个，是因为你喜欢自己。

你和这个人有矛盾，和那个人有矛盾，是因为你自己和自己过不去。

你说，无所谓啊，无所谓！

但不管有所谓还是无所谓，都是你自己感受其中的滋味。

人生的意义感，取决于你在哪个地方。

有一天你感到荒废了，折腾了，遗憾了，但都是你自己荒废，自己折腾，自己遗憾。

你说，你要走觉悟之路，这也是你的选择，并由此获得走向觉悟之路的种种体验。

有人感到人生的悲凉，无奈，

有人感到人生的苦闷，辛酸，

有人感到人生的虚无，短暂。

也有人感到人生的欢乐，喜悦，

也有人感到人生的充实，圆满，

也有人感到人生的健康，丰盛。

到头来，你说都一样，就如《传道书》里说的，

"虚空的虚空，还是虚空。"

然而，在虚空里头本来可以升起充实和喜乐。

在西方，神圣者的光照亮了虚空，让一切有了意义和价值。

同样地，自性之光，阿特曼之光，梵火，一样

照亮大地。

你就是意义，你就是光，你就是存在、意识和喜乐。

瑜伽的修持，远不会满足于肢体的运动，

通过肢体，透过语言，透过能量，透过心意，

透过一切的相，

直抵瑜伽圣境，

你安住在自我中，

你安住在自我中，

你就是自我，

你就是自我，

所有的一切都见到了穿梭种种花朵的线。

让我们所有的光穿成光环，

让我们的爱变成无比广阔的海洋，

让我们安住、安住、安住。

来自至上的祝福——

Namaste！

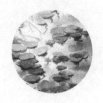

瑜伽
YOGA

我的瑜伽探索

走在真理的路上不停息 [1]

因朋友的介绍得以结识先生，夕阳里的先生望着远处坐在那里，身上披着一层暖洋洋的霞光，平添了一份平和安详。他慢悠悠地说着江南普通话，声调没有高低起伏、抑扬顿挫的变化，永远保持一个频率，如夏日荷塘里的一株清莲，不断孕育出一颗颗饱满的莲子，莲心中浓缩着智慧的精华。即便是远在太平洋的这边，都能感受到先生小小个子里满满的可以上天入地的大能量。

原先我对于瑜伽的认识是很浅薄的，只是觉得那就是坐下来做各种体式和调息，能帮助人静心、健身而已。因而当先生说瑜伽是哲学时，我非常震

[1]　这篇小文是当时远在美国的一位学生所记的我有关瑜伽探索的问答。——作者注

惊，好奇的我自然不会放过与先生的隔空对谈。

让我们一同走进先生的瑜伽世界吧。

学生：先生，您如何会选择走瑜伽研究这条路的？

王志成：早期我研究古代希腊哲学，后来研究西方基督教，对西方基督教哲学、西方宗教哲学以及各大宗教之间的关系，进行了近20年的研究。我研究瑜伽纯属偶然，多年前英国利兹大学的一位教师来到中国访问，后来他希望在中国找人翻译一本书，即《瑜伽之路》。之后我和学生开始翻译，并因此逐渐对瑜伽本身产生了兴趣。不但主动关注瑜伽，还开始研究瑜伽的经典、翻译并注释某些重要的瑜伽经典，撰写相关的文章。对瑜伽的理解主要是针对正统的瑜伽，包括行动瑜伽、智慧瑜伽、虔信瑜伽、胜王瑜伽，以及人们非常关注的哈达瑜伽，还有昆达里尼瑜伽等。瑜伽首先是一种文化、一种哲学，体位或者调息是哈达瑜伽的一个重要部分，但不是瑜伽的全部，现在人们更多的是从身体上理解瑜伽。

学生：您是否接受过正规的瑜伽学习、训练？

王志成：我没有接受过所谓正规的哈达瑜伽的训练，主要是自学，尤其是瑜伽哲学和瑜伽文化，我基本上是自学的。西方哲学，我是科班出身；东方哲学，尤其印度哲学基本上是自学的。自学最有效的方法就是经典的翻译，通过翻译经典能够把一门知识、一个学科彻底地搞清楚。对瑜伽本身的内涵或真相有了较多的了解后，我对调息、冥想也有了不少了解，也实践，但是对人们追求的体位，我并没有学习很多，只是学习了很简单的体位法，包括最主要的拜日式。当然，我也根据自己的身体状况，慢慢发展出了一些适合自己的体位法，形成了对自己身心有效的体位法、呼吸法、冥想法等。尤其是，我对呼吸和冥想的理解应该是完整的，包含了帕坦伽利传统的专注冥想法，吠檀多传统的观照（觉知）冥想法以及阿育吠陀传统的呼吸治疗冥想法。

学生：您是如何从事这项工作的？

王志成：主要是通过做翻译进行的。基于我的哲学背景，写了一些研究瑜伽的文章。除了从事理论研究外，我也做一系列的演讲，主要是在瑜伽界。也教授瑜伽哲学、瑜伽史方面的课程，招收印度哲学方向的学生，培养了博士生、硕士生。有学生专门从事瑜伽研究，并卓有成就。

学生：您的第一部瑜伽作品是什么？

王志成：瑜伽的第一个作品，应该是《瑜伽之路》。

学生：您最满意的作品是什么？

王志成：我没有所谓最满意的作品，因为我在出版一本书的时候会觉得这就是最好的，出下本书时会觉得那本最好。

学生：对您的研究产生过深远影响的人有哪些？

王志成：我原来研究基督教、佛教与基督教的对话以及跨文化的研究，现在主要是研究瑜伽和吠檀多。至今出版了70来本译作、著作，甚至有德国博士生研究我的前期思想。

我的思想来源有点广，影响比较深的几个西方思想家、学者是西班牙的潘尼卡（Raimon Panikkar），英国的库比特（Don Cupitt）、希克（John Hick），美国的尼特（Paul F. Knitter)、林贝克（George Lindbeck）、克鲁尼(Francis Clooney)等。当代哲学，尤其后现代哲学，以及跨宗教、跨文化研究的视角、方法，对我影响很深。从修行角度看，老子、释迦牟尼、王阳明、辨喜、《奥义书》《薄伽梵歌》等，对我影响比较深。

学生：近年来的瑜伽研究生涯，您感受如何？

王志成：学习研究的过程是互动的，尤其是与学生的互动使我的思维更加敏捷，对许多问题的看法更加深入。我认为我对瑜伽有一些个人的理解和感悟。倘若要了解我在瑜伽上的认识，可以看我的书，我的公众号，由此也可以了解一些我在瑜伽实修上所达到的境界和状态。一些基本的书如《在不确定的尘世》《智慧瑜伽》《喜乐瑜伽》《瑜伽的力量》《瑜伽之海》《瑜伽喜乐之光》等。

学生：您是个怎样的人？

王志成：我是个怎样的人，我不知道。每个人都有不同理解，我自己认为我是个探索者（seeker），在寻求真理的路上的人。

学生：您的座右铭？您还有什么其他爱好？

王志成：我没有座右铭，也没有其他特别的爱好。

学生：除了研究瑜伽，您还喜欢做什么？

王志成：没有节日，没有生日，没有周末。工作就是休息，休息就是工作，在我这里没有对立。

学生：您的生日，属相，星座？您相信属相、星座吗？

王志成：我没有生日，我不过节日。不过生日，所以没有。

有人问你几岁了，我说没法回答。因为有不同的年龄概念，有生理年龄、心理年龄、觉醒年龄等，每种年龄表述不同，都有不同参照点，如果你不认同某个参照点，你就不会认同相应的表述。孔子说五十知天命，从某个意义讲，五十才是生命的开始。西方基督徒的年龄可以从皈依耶稣基督开始计算。

对于命相、星座、属相等，我持谨慎的态度。我的命相、生日、属相、星座与他们告诉我的似乎没有关系。

从修行角度看，人到了一定高度，命相、生日、属相与当事人是没有任何关系的。

学生：您最想居住的地方是哪里？

王志成：没有最想居住的地方，住到哪里是哪里，现在上天安排我住在杭州，杭州就是最好的，如果有一天上天说你应该去喜马拉雅山，那么喜马拉雅山就是最好的。按白居易的说法：心安是归处。没有哪里是最好、最理想的。但因人自身的各种原因，会处在不同空间、时间段上，那是自然的，没有什么好抱怨的。当然，你也可以去改变自己的处境。这是另话。

学生：您的导师是谁？

王志成：我的硕士生导师是陈村富教授，博士生导师是夏基松教授。我的学术引路人也包括前面提到过的国外的那几位哲学家、思想家。他们有的自身也是修行大师，如西班牙的潘尼卡。

学生：如果不是哲学家，您想从事什么？

王志成：如果不从事哲学，我不知道我会做什么，因为无法想象。但是任何变化都必须坦然接受，去面对。至于会做什么是不知道的。

学生：您最喜欢的食物？

王志成：我最喜欢的是番薯。

学生：最近在阅读的书籍？

王志成：现在研读一本有关阿育吠陀瑜伽的书，也在研读《梵经》。

学生：有最喜欢的音乐家和画家？

王志成：没有最喜欢的音乐家。没有最喜欢的画家。我觉得最美的画不是人画的，而是世界本身，或生活本身。我不太听音乐。觉得自然的声音、蝉叫的声音、水的声音很好听。

学生：有最喜欢的文学家和文学作品？

王志成：现在也没有看到过最好的文学作品。

如果把思想的作品当文学作品的话，我觉得挺好的，比如《薄伽梵歌》《老子》《传道书》。

学生：空闲时最喜欢做的事？

王志成：好像几乎没有空闲的时候，看书、写字、走路、睡觉，很少有完全空下来的时候。

学生：请用一个瑜伽动作形容您自己。

王志成：用一个动作形容自己，是没有的。一定要的话，比如作为一个老师在那里上课——对于我，上课就可能进入一种智性三摩地状态。

学生：您觉得您的研究与别人有何不同？

王志成：我的研究，从纯学术角度来说与其他人基本上是一样的。但是，我现在的研究不是纯学术的，是安身立命式的研究，是对生命的探索研究，可能与一般的学者有差异。我的研究是介入性的、参与性的。比如研究吠檀多，不只是纯粹的知识信息的研究。我在其中享受其哲学文化，享受吠檀多瑜伽之道。对这种理论不是否定批判的理解研究，不是站在一个立场加以否定，也不是站在一个立场完全去接受，而是努力去证悟，

231

以及不断自我超越。

觉悟是什么？——对学生提问的一个综合性回复

一直以来人们非常崇尚觉悟。我们一般会把解脱、觉悟、自由、得救、开悟等并列，这些词表达的意思大致相同。

总体来说，觉悟就是生命的圆满。

一个人觉悟了，就意味着生命达到了高峰，并可能伴随着所谓的神通异能。不过，人们对觉悟的反应也凸显了觉悟很难获得，大家对觉悟也有一种神秘化的倾向。

觉悟，是因为觉知而明悟。觉悟是一种消除了无知或无明的状态。消除了无知或无明，他就是一个觉悟者。一个人觉悟了，就是说，这个人消除了无知或者说消除了无明。这一觉悟思想是全球智慧传统所坚持的立场。我们在一个房间里，墨黑墨黑的。突然，一盏灯出现了，于是就有了光明。黑暗之所顿时就变成了光明之地。觉悟就类似这一状态。

佛陀通过各种方式，消除了无明，达到了觉悟之境，没有了烦恼。大众的说法是，佛就是没有烦恼的凡夫。佛和其他人没有什么区别，区别就在于有烦恼还是没有烦恼。没有了烦恼，他就是佛。

在吠檀多传统中，一个人是否觉悟，同样取决于他是否消除了无知或无明。如果消除了，就是觉悟者，就是解脱者。不然，不管他的身份是什么，都不是觉悟者，不是解脱者。觉悟或解脱不是一种言说，而是身心的实际状态，是生存论上的。

用我们大家熟悉的瑜伽哲学和证悟来谈，觉悟是有具体内容的：

第一，觉悟者超越了三德。人或生物体都由三德构成（善良、激情和愚昧）。觉悟者或解脱者已经摆脱了三德的束缚。

第二，觉悟者依然在这世上。他是解脱的灵魂。因为他依然保持了这个身体，所以，他所持有的这个载体所具有的一些习性还会发挥作用。但不管如何，这个三德的躯体不会限制他的自由。

第三，在吠檀多传统中，这一觉悟或解脱是一种觉知，觉知到自己不是这个身体，不是这个能量，不是这个心意，不是这个智性，不是这个喜乐。但他并不离开这个身体，这个能量，这个心意，这个智性，这个喜乐。这是一种"为而不有"之境。这是生前解脱者。

从大众的立场看，觉悟者有以下这几个标志：

第一，觉悟者，就如会游泳的人；不觉悟的人就是不会游泳的人。觉悟者就如会开车的人，不觉悟者就是不会开车的人。觉悟者是一个目击者，不被事件本身或情绪本身所束缚，他能跳出事件或情绪来看待、面对事件或情绪。觉悟者就如莲叶不沾水，就如从石墨变成了金刚石。

第二，觉悟者，理想的觉悟者，他存在的完整性主要体现为身体的健康。他意识的完整性主要体现为足够的智商，脑子不糊涂，但不是不会犯错，不是不会被人算计，而是他有一种觉知力，超然的觉知力。他喜乐的圆满性主要体现为他始终是喜乐的，这种喜乐是由内而外的。当然，他的喜乐，也可以通过外在的表现得以呈现——粗身鞘的、能量鞘的、心意鞘的、智性鞘的以及喜乐鞘的。他的喜乐是圆满的。他就如一个浑厚的喜乐之球。

简单地说，觉悟者是健康的、智慧的和喜乐的。喜乐是觉悟的一个标志。有人说，一个人身体不健康就不能觉悟吗？不是这样的。核心是，这里的健康是指一个人的身体不会成为障碍。但对一般人说，有一个健康的身体比较容易理解和接受。

觉悟，本身并不神秘。因为最大的神秘是人的意识的转变。这个宇宙中没有比意识本身的转变更加神秘的了。

人们通过不同的道路可以达到觉悟，法门无数。以前，人们觉得走向觉悟只有一条路或几条路。其实，走向觉悟，并不是固定在某一条或几条路上。但不管什么路，最后都需要发生意识的转变。智慧瑜伽特别关注了人的意志的转变，在某些修行者那里，智慧之道是最直接的道路。但事实上，由于先天的素质不同，人们所走的路不同。

觉悟是意识的转变，是摆脱了三德束缚的生存，是成为自我觉知的存在。

觉悟，在这个时代比以往任何时代都更方便、更容易了。我们可以透过不同的道路让生命圆满。愿大家今生都觉悟，愿大家今生得喜乐。

瑜伽是什么？——给谭同学的回信

亲爱的谭同学，来信收到。你对瑜伽的困惑，也是很多行在瑜伽路上的伽友们的困惑。

瑜伽是什么？我已经回答过很多次。它几乎成了一个没有答案的问题了。因为，这里涉及很多哲学的问题。这个问题会一直问下去。因为，这在瑜伽哲学里，就是一个基本的问题。就如在哲学里总是有人问：人是什么？这样的问题，人类已经问了5000多年。如今，人们还是问人是什么。

我提供一个我个人的综合性回答。这个回答不是标准答案，但或许对你有参考作用。我认为：瑜伽就是一条走向身心灵健康的艺术之道。

如果你的眼睛看到的是 A，你就会被 A 所"主宰"。当然，走到这一步，有很多原因或背景。瑜伽有着非常漫长的发展历史，具有多种含义。在综合的意义上，我们看到了这么一些被认可的瑜伽——行动瑜伽、智慧瑜伽、虔信瑜伽、克利亚瑜伽（包含哈达瑜伽、曼陀罗瑜伽、央陀罗瑜伽、密教瑜伽）和阿育吠陀瑜伽等。但人们发现，如今很多人所理解的瑜伽并没有那么开阔，可能拘泥于哈达瑜伽。而哈达瑜伽也不再是传统意义上的瑜伽，而是西化了的哈达瑜伽。这种哈达瑜伽有时可被看作是一种体育运动，但人们需要用瑜伽之名来传播。我们当然可以说：瑜伽和瑜伽之名不能等同。从瑜伽到哈达瑜伽、到当代哈达瑜伽，这是一个巨大的转变。我从不否定当代哈达瑜伽的重大意义，但也不愿意对其他瑜伽或传统的瑜伽视而不见。我希望我能把不同的瑜伽都准确地介绍出来或表达出来，这种介绍或表达不是为了简单地谈谈瑜伽的历史，或为了突出某种瑜伽流派，而是真诚地去介绍或表达。

　　不同瑜伽具有不同的独有的特征，具有其各自的价值和适应对象（或修习者的个体条件）。要认识瑜伽，我们就需要有一种新的态度，这种态度就是对生命的信心，对灵性的信心，对身体的信心。生命是神圣的，一次性的，我们需要珍惜。我们对身体的关切是自然的、也是神圣的。我们的眼光并不局限在身体上，我们充分认可身体的神圣性以及服务身体的神圣性。

　　心意似一朵永不停息绽放的花，它同样是神圣的，但我们却苦于心意给我们带来的种种结果。我们的欢乐和痛苦都来自我们自己的心意。如果我们对心意有个合适的理解和态度，那么一切都是那样的神圣和美好。心意之花就是意识之花，充满了奇妙和震撼，各种瑜伽都可以和这个心意之花发生联结，参与这心意之花的绽放。

　　我们需要一种综合的瑜伽，一种开阔的瑜伽，一种非束缚的瑜伽，一种喜乐的、充满正能量的瑜伽，我们应该真诚地参与宇宙的显现。这是自我知识的奥秘！

在我心中，瑜伽是自由之道，是艺术之道，是摆脱束缚之道。我们通过身体，却不被身体束缚。我们通过心意，但我们不被心意束缚。我们通过精神，却不被精神束缚。我们原本就是自由，原本就是解脱，原本就是超越束缚和解脱。瑜伽是什么？或者，我们究竟需要什么样的瑜伽？在这世上，我们不要成为身体的奴隶，不要成为外物的奴隶，也不要成为想象或期待的奴隶。我们就是自由，我们就是喜乐。这就是瑜伽。

健康与觉醒的融合——阿育吠陀瑜伽理论和实践简介

在悠久的历史上，我们对我们自身的关注是多个维度、多个层面的。今天我们大家所关注的瑜伽，主要的是哈达瑜伽，并且主要是身体层面的哈达瑜伽。瑜伽家族中还有非常多的其他重要成员，如智慧瑜伽、行动瑜伽、虔信瑜伽、胜王瑜伽，以及昆达里尼瑜伽、曼陀罗瑜伽、拉亚瑜伽(laya yoga)等。

瑜伽家族中还有一位了不起的成员，即阿育吠陀瑜伽（Ayurvedic yoga）。

先来了解两个词：ayueveda 和 yoga。Veda 这个字的意思是 knowledge，知识，这个知识不是一般的如我们在学校学习的物理、化学等学科的知识，而是一种截然不同的知识，简单地说就是一种关于我们自身和宇宙为何的知识；ayu 的意思是 life，生命。Ayueveda 就是关于生命的科学。Yoga，大家都知道就是瑜伽。

生命涉及身体、感官、心意以及我们的灵魂。用传统的语言来说，生命就是灵魂，灵魂是生命最根本的部分。Ayurveda 是一种神圣的生命科学，science of life，关心的是身体、感官、心意以及我们最内在的生命。阿育吠陀的进路是，通过平衡身体来帮助我们达成生命的健康，使得生命走向圆满。这是阿育吠陀的基本宗旨，是对生命水平维度的改善。

关于瑜伽。传统上，无论在吠陀时期、奥义书时期，古典瑜伽时期，还是后古典瑜伽时期，所有这些时期的瑜伽，它们关心的是什么？关心的是生命质量的提升，用奥义书的话来说，就是生命质量从低级状态到高级状态的转变，也就是从意识的低级状态转化为意识的高级状态，就是要从生命短暂的状态转向生命恒定的永恒状态，就是要从有限的生命状态转向无限的生命状态，从黑暗的生命状态转向光明的生命状态，从不自由、受束缚、受限制、受困的生命状态走向全面自由的生命状态——这是传统瑜伽的终极所在。总括起来，即，传统瑜伽关注人的生命质量，属于生命垂直维度的转化，是一种向上的生命提升，也就是说，从我们属人的状态达到一种属神的状态，从动物性的状态到达真人的状态。

Ayurveda 关心的是身体，是生命的水平维度，传统瑜伽关心的是生命的垂直维度。水平维度和垂直维度，这两个维度相互结合、相互融合，就是阿育吠陀瑜伽。

这里，我要插入说一下我们今天的瑜伽。今天大部分人理解的瑜伽就是哈达瑜伽，就是身体的体位，最多再加上一些所谓的调息和冥想。这对瑜伽的理解是不完全的、不全面的，有时甚至是错误的。当代流行的哈达瑜伽和传统的哈达瑜伽具有本质上的区别。可以说，当代的哈达瑜伽和传统的哈达瑜伽根本就是两个维度、两个层面的不同的瑜伽。但是，我们的瑜伽人一般并不很熟悉传统的哈达瑜伽。这里，我们不评论当代哈达瑜伽的是非。只是要告诉大家，当代哈达瑜伽和传统哈达瑜伽之间巨大的差别就在于：传统哈达瑜伽关注的是生命质量的提升，也就是意识的提升，最终要达成的是一种自由的境界，也就是三摩地的境界。当代的哈达瑜伽和传统瑜伽目标不一样，当代的哈达瑜伽主要是对健康、减肥、塑身、美容、改善睡眠等身体的关怀。当代哈达瑜伽和传统瑜伽的习练人群也很不一样，当代哈达瑜伽的人群主要是女性，传统的哈达瑜伽人群则主要是男性。传统的哈达瑜伽相对比较秘密，而当代哈达瑜伽则非常张扬。传统的哈达瑜伽，比较深层地说，强调人的能量最终要回到中脉以达到生命转化这一目标，而当代哈达瑜伽并不关心这一点。正是这样的差异，我们可以看到，大量的瑜伽馆出现了诸如理疗甚至催眠、舞蹈、各种柔术、体操运动一样的内容。事实上，它们和传统的瑜伽没有什么关系，这是因为当代人对瑜伽的理解发生了改变，最终使得瑜伽人沿着当代人所理解的身体瑜伽的方向迈进。这种迈进脱离了传统瑜伽的核心。今天瑜伽关心的问题是身体、美或者心理减压。这个层面的问题，并不是传统瑜伽所关心的。传统文化里面对我们身体的关心，并不是通过瑜伽，而是通过阿育吠陀；对于生命的进化、生命的觉醒、生命的成长，则是通过瑜伽。我们可以把阿育吠陀理解为类似于我们中国的中医。所以，中医可以和阿育吠陀对接。传统的大部分瑜伽主要不是关心我们这个物理的身体，没有阿育吠陀那样重视身体。

传统的哈达瑜伽对身体关心的程度不像当代的哈达瑜伽，那么我们是否要放弃传统的哈达瑜伽呢？这个问题是当今许多瑜伽人所关心的。也有一些人，由于对传统的瑜伽之真谛了解不够深入或全面，而直接让瑜伽变成了一种建立在人体解剖学基础上的体操运动。对此，我们不做评论。

但是，我们需要对生命有个整体的提升。我们可以平衡身体的关怀和心灵的关怀，也就是平衡身体健康的追求和生命觉醒的追求。平衡这两者的就是阿育吠陀瑜伽。

阿育吠陀瑜伽具有阿育吠陀和瑜伽的双重特征，阿育吠陀瑜伽，既是身体的，又是灵魂的。在瑜伽的发展过程中，瑜伽中原来非常关心的心的问题，在当今的哈达瑜伽里面被忘记了或者被稀释了；而传统的哈达瑜伽把身体当作通道，服务于瑜伽最高目标——三摩地，而当代（哈达）瑜则把身体本身当作瑜伽的最高目的。我们有没有可能不稀释瑜伽本身应有的内涵，却又能够足够地关怀身体呢？这就是阿育吠陀瑜伽的宗旨。阿育吠陀瑜伽不是医学，而是采用阿育吠陀的基本原理服务于瑜伽的终极目标。阿育吠陀瑜伽是一种整合性的瑜伽，也是一种疗愈性的瑜伽。这是我们对阿育吠陀瑜伽一个基本的定位。

现在我们来讲一讲阿育吠陀瑜伽的基本理论。

总体上，阿育吠陀瑜伽包含两个维度，第一个是身体维度，第二个是心灵维度。身体维度就是对身体健康的关心，心灵维度就是对我们生命质量的关怀。这两个维度构成了阿育吠陀瑜伽的两大支柱。

首先是阿育吠陀中关于生命能量的基本理论。根据阿育吠陀，人的体质由三个部分构成：风（vata）、火（pitta）和水（kapha）。可以用很多不同的方法来测量一个人是属于风型体质、火型体质，还是水型体质。测量的方法或简易，或复杂，或粗糙或精微。经过测试，我们可以知道某人体质的基本状况。

我们简单地看一看风型体质。风型体质的人，一般来说怕风，骨头易疏松（所以风型体质的人50岁过后最好不要爬太多的山，也不能强练某些哈达瑜伽的体位）。但是，火型体质和水型体质的人，特别是水型体质，他们可以练习一些有一定强度的体位动作。而火型体质的人，在呼吸法以及体位练习时，应该特别注意强度，这类体质练习的强度和风型体质的人、水型体质的人不应该一样。

另外还有三个精微能量的概念：普拉那（prana），特伽斯（tejas）和奥伽斯（ojas）。

这三种能量称为积极能量（positive energy），前面的三种体质也是能量，但被称为消极能量（negative energy）。Vata，pitta，kapha 需要保持某种平衡。如果你的 vata 过多，或者 pitta 过多、kapha 过多，你就会失去平衡，身体就会失调。Prana 能量积极向上，tejas 能量充满活力和创造力，ojas 能量提供滋养——我们的免疫力主要依靠这一能量。这三种能量和前面的三种能量是一体两面的。一般在瑜伽馆，大家关注的基本上都是 prana 能量，几乎没有人关注（甚至很多人从来没有听过）tejas 能量和 ojas 能量这两种非常重要的能量!

简单讲一下这三种积极能量。prana 是原始的生命力、最初的生命力——风的精微能量，身心功能背后的主导力量，负责协调呼吸、感觉和心意。tejas 是内在的光辉——火的精微能量，通过它印迹和思想得以消化。Ojas 原始的活力或精力——水的精微能量，作为我们的生命能量储备，消化食物、印迹和思想的本质（菁华）。有人 ojas 能量不足，但他的 prana 能量很强，这样的人往往寿命较短。如果 prana 能量变强，但却没有和 tejas 能量、ojas 能量对接，那么这个能量是不平衡的。我们可以注意到有一些人，他们充满活力、充满能量，但这个人可能是要生病的，而且会病得不浅。为什么？这么有精神的，怎么就病了呢？事实上，这是因为他的 ojas 能量有问题。

这里，从正面的能量 prana 能量、tejas 能量、ojas 能量，到相对消极的能量 vata 能量、pitta 能量、kapha 能量，这两者之间有一种内在的关系。阿育吠陀瑜伽从阿育吠陀中引进、吸收了关于能量的思想。练习瑜伽的人，prana 能量容易越来越强大，但如果其他两方面即 tejas 能量、ojas 能量没有得到全面的引导和提升，那么就有可能越练越容易出现问题。有人说"生命在于运动"，有人说"生命在于静止"，这样的观点都不是绝对正确的，都违背了阿育吠陀的生命原则。我们首先应该对人的体质有个充分的了解和理解，才能更好地为我们的健康服务。一味去追求跟生命质量无关的或者说一些外在的东西，可能最终的结果是伤害了我们自身的身体。

我们再来看看瑜伽的理论。首先是三德理论。三德理论，在《薄伽梵歌》《瑜伽经》里面都有很多的阐述。这是一个非常复杂的理论，我也多次讲过了。这里略过。

接下来是三脉七轮。三脉就是左脉、中脉、右脉，七轮就是海底轮、生殖轮、脐轮、心轮、喉轮、眉间轮和顶轮。

第三个核心理论就是三身五鞘。三身五鞘中最重要的是关于 prana 的运用，prana 的五种主要功能。Prana 五种主要的功能就是五气，即生命气、下行气、上行气、平行气、遍行气。瑜伽就是要通过呼吸的方法，来进行身体疗愈。Prana 能量和阿育吠陀之间关系密切。如何了解 prana？如何用于疗愈？也就是怎么运用生命气、下行气、上行气、平行气、遍行气？怎样通过呼吸法把这五气运用起来进行有效的身体康复理疗？这是阿育吠陀瑜伽重点关注的。

当我们把阿育吠陀的核心理论和瑜伽的基本理论结合在一起运用时，就会发现，我们的瑜伽产生了一种转化或飞跃。这一转化彻底颠覆、改变我们对瑜伽的认识，也同样改变我们对哈达瑜伽的认识。

不同体质的人对于体位法有不同的要求，不同的体位或者同一个体位对于不同体质的人具有不同的意义和作用。千篇一律、不分体质、没有针对性的体位练习没有好处。体位要对应于不同的体质。事实上，由于体质不同，对于体位的适应也不一样。有人适合练习一种体位，这一体位对他而言有助于他的身体健康，换一个人这同样的体位练习可能就是灾难性的。不同体质对于调息的要求也不一样。调息有三大体系：一个体系是帕坦伽利瑜伽体系，一个是吠檀多传统的调息体系，一个就是我们今天讲的阿育吠陀瑜伽的调息体系。不同的调息体系，其意义和价值不一样。反过来，不同体质的人，可以通过不同的调息法获益。同样，体质不一样，对于冥想的要求也不一样。帕坦伽利冥想体系、吠檀多传统冥想体系和阿育吠陀冥想体系，这三大冥想体系的差异是很大的。不同体质的人，要应用不同的冥想体系以及不同体系中不同的冥想方法。不明白这些，冥想会想出问题来，调息会调出问题来。同样，关于曼陀罗唱诵，不同体质

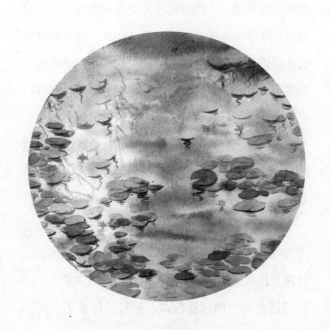

的人对曼陀罗的唱诵也要有不同的要求。瑜伽的伤害，根本来说，是对瑜伽知识不了解或了解不清晰而导致的。

我们要对人自身有一个充分的认识，要知道我们自身的体质，要认识我们人自身的生命状况。这很重要！在此背景下，用阿育吠陀的方法对身体进行分析，结合瑜伽的体位、调息、冥想等，在关心身体的同时，关心我们的心灵；在关心外在身体健康的同时，也关心我们内在的健康，把内在的健康和外在的健康结合起来，以达成生命整体的进步、发展和圆满。这就是阿育吠陀瑜伽。

答网友老粗 [①] 六问

老粗：如果潜在业力完全消除了，还有没有欲望？ 如果伴随身体存在的生存欲望仍然会产生新的

---

① 这篇"答网友老粗"来源于对网友老粗在网络上提出的瑜伽有关问题的问答。他也是我们苏磨瑜伽二期的学员。——作者注

业，潜在业力又如何能够完全消除？

王志成：潜在业力完全消除了就是已经完全觉悟了的人。那么，对于一位已经完全觉悟了的人来说，还有没有欲望呢？他可以有，也可以没有。因为他已经不为三德所主宰，这就意味着他就是一种自由的显现。对于自由的显现来说，欲望有无这样的问题是伪问题。当然，在生活中，觉悟者看上去和普通人的生活没有什么两样。但他的生活本质上是不同的。他可以展示为欲望，但他不为欲望主宰。瑜伽里说，觉醒的人本质上是小自在天。他在一个有限的三德范围内，是三德的主人，他的任何运动、任何表达，都在他的主宰之下。他是自由的生命，是展示在宇宙中的一朵花。

老粗：在习性支配的生存状态下，我们会有自由意志么？

王志成：从三德本身或从梵（Brahman）、阿特曼（Atman）来谈，并没有"自由意志"这样的问题。自由意志这一问题来自哪里？从梵到现象之间，在私我（ego）、吉瓦（jiva，个体灵魂）到阿

特曼 (Atman) 之间，自由意志发生在吉瓦这个地方。

吉瓦，字面意思是受困的、受到乌帕蒂 (Upadhi)
限制的灵魂。他感受到生老病死的痛苦，也感受到
至高至上的自我之光（阿特曼之光）。

问题的正解在于，谁感觉到自己有自由意
志？——是这个吉瓦。谁感觉到没有自由意志或者
人的意识是被动的？——正是这个私我（我慢）。
正是这个私我基于三德自身的运动产生一种印迹，
也就是，一种意象、一种图景，这个自私的我，从
吉瓦那里借了光——意识之光、源于真正的阿特曼，
然后这光就成了自私的我，错误的认同，彼认同于
此，真的自我之光被遗忘或被扭曲了。这私我以三
德为主导，为三德服务。他在三德主导下为了实现
自身，造出一种自由意志的感觉或假象。

我们的习性是来源于三德萨埵 (sattva)、 罗阇
(rajas) 和答磨 (tamas) 的运动而在现象层留下的影
子或者印迹，而这个印迹会在时空中呈现，它有一
种内在的、固化的力量影响人的生活、活动和脾气。
习性是比较稳固或者稳定的，可以来自前世（或者

说基因记忆的、先天的）精微身，也来自今生（后天的）行为、思想、习惯和环境的影响。习性和"自由意志"的关系比较微妙。从三德的角度看，如果一个人完全是由三德主宰，那么这个人是没有自由意志的。我们的存在、生活和作为、一切的一切都是被支配、被决定的，就像《薄伽梵歌》里讲到的，我们就像一个木偶人一样，被三德所控制。

芸芸众生绝大部分情况下所谈的"自由意志"来自于自私的我（false ego）或者我慢（ahamkara），是我慢所生起的，而不是吉瓦所谈的自由意志。

被三德所控制的吉瓦本质上是阿特曼，他是圆融、圆满、自主的，他是存在、意识、喜乐，他就是梵。他只是不知道自己。一个吉瓦，当他不知道自己就是阿特曼的时候，他就在轮回之中。在轮回之中的吉瓦，被三德主宰的情况下，他感受的是束缚，是痛苦。每一次跳跃、每一回成长、每一种转变，他都会感受到两股力量，一是三德的力量，一是阿特曼的力量。当他强烈地意识到阿特曼的时候，他就会进入另一种深层的经验之态，此时，所谓的自由意志消失了，因为这个私我消失了。事实上，他就是原原本本的那个存在，而不是一个存在"者"，吉瓦就是阿特曼（Ataman），就是梵（Brahman），就是这种状态。我们也可以理解为一种光的状态，一种光明、内在喜乐、智慧的状态，这是吉瓦可以经验的。存在—意识—喜乐（Satcitananda）的经验只是吉瓦，而不是阿特曼的经验。吉瓦经验的存在—意识—喜乐，只是阿特曼之光的折射。

自由意志最终是不存在的。自由意志存在的地方就在于由三德主宰下的那个吉瓦。

老粗：三德要还原成原质才能被超越吗？

王志成：站在数论哲学 (Sankhya) 来谈，三德是要还原成原质的，这是一个过程，这个过程完成了，习性自然就被摧毁了。

正如很多植物烧成灰烬，众多的元素退回去、分解还原成五大元素一样。根据数论哲学，万事万物都被认为是由三德构成的，三德的差异构成了世界的差异。三德代表了差异。原质是最原初的、第一的，一切都是由这个最初者幻化或展现出来的。正如沙子做成了沙雕，有了不同的样子，如动物、人、山……这里不同的沙雕就构成了相。把这些相敲碎，或者说把沙子推平，也就是由沙构成的牛马羊山人等还原成沙，它们就不再是牛马羊山人……

万事万物如何回归三德，返还回到原质呢？现实中的人和事，是不是可能回去呢？从一个生物有机体来看，没有一个事物不能够返回去。在数论哲学中，它没有告诉我们采取何种具体的还原之法。但它提供的哲学本身是一个可以理解的图像，即三德的进化或退化。这个进化或退化，就是差异性生成或消失的过程。退化的过程，从人的角度看，就是习性消除或消退的过程。

这是一个比较早期的理论，具体如何进化或退化，实践数论哲学的帕坦伽利认为，通过瑜伽让原质和原人达成真正的分离。分离了，习性也就彻底消除了。

和原质的分离，是一种艰难的修炼。对于这种修炼，帕坦伽利提供的瑜伽八支［禁制、劝制、坐法（体位法）、调息、制感、专注、冥想和三摩地］，要求非常严格。禁制 (Yama)、劝制 (Niyama) 对人有非常高的要求。要行走帕坦伽利的瑜伽之道，禁制、劝制是必需的，如果不能做到，后面的也没有用了，坐法、调息、制感、专注、冥想、三摩地就没有了意义。

修习帕坦伽利的瑜伽，意味着要有巨大的英雄气概和实践的态度，成为人中的雄狮！他必须是完全的、全心全意的，只以三摩地为唯一目标。习练者要完成几重还原：三德还原到原质，原质和原人分离（自我的还原）。这需要长期实践。

当这样的人走到这样的一个地步，是不是适合生活在世间呢？在某种意义上讲，他是独存者，和这个世间没有什么联结。他不再介入这个世间、世间也不再介入他，他是独存的。对一般人来讲，这样的生活无法理解、无法接受、无法承受。但数论哲学的要求就是这样。一个人按照数论哲学明白这个道理并且去做了，他就是解脱的。根据帕坦伽利瑜伽，不仅要知道这个理论，而且要去修行，要达到身心分离、原质和原人分离的境界。帕坦伽利瑜伽是一种分离瑜伽，不是合一的瑜伽。

数论哲学有一个崇高的、美好的、完美的境界，我们一般人真的难以达成。但数论哲学让我们参悟。让数论哲学为我们当下的生活提供一个服务。我们用帕坦伽利瑜伽为当下生活服务。

帕坦伽利瑜伽或者数论哲学也被其他的学派所挪用。谁挪用？吠檀多挪用。吠檀多既吸收了数论哲学中的理论部分，也吸收帕坦伽利瑜伽的实修部分。吠檀多与数论哲学的差别，大家可以参看《智慧瑜伽》里的内容。吠檀多如何挪用了瑜伽、如何吸收了瑜伽，然后如何发展了瑜伽？这些内容很重要。明白了，很多的道理也可以明白。

老粗：原人与原质的分离，是它们在时空中的绝对分离，还是原人的自我转变、自我认同、自我确认、自我回归？

王志成：在数论哲学中，理想的是原人和原质之分离。这一哲学是二元论的，原人和原质是两个本体。你提到的时空只不过是原质的展示。现实是，原人和原质混合，混合的结果是束缚，是轮回之道。当然，对于吠檀多不二论者来说，这种混合是一种虚妄。

为了摆脱束缚，获得自在，就是要让原人和原质恢复原本二元的状态，就如油和水的分离。数论哲学的修习之道，就是在哲学上、认识上明白它们的不同，这就是解脱。但是，是否知识论层面上明白了就是解脱了？很难说。很多人只是知识信息层面上的所谓明白，而不是生存论上的明白。对绝大部分人来说，知和行是分离的。

因此，瑜伽派的代表帕坦伽利提出，只是知识是不够的，需要实践。这个实践之道就是他的八支瑜伽。分离是一个过程。

不执是原质和原人分离的分水岭，如果达到了这个状态，你就可以处于原质和原人不混的境界。但你仍然生活着，直到身体消失。修行者一旦进入了此中境界，他应该是不再关心现实，也不再干预现实了。

我们也可以换一个角度来理解原人和原质，也就是吠檀多不二论的角度，这个角度就不在数论的理解范围了。

老粗：数论哲学的理想是原人和原质之分离。这一哲学是二元论的，原人和原质是两个本体。请问老师，既然是"独存"，那么如何可能把数论的二元论贯彻到底？因为本体有两个，所谓的"独存者"就依然处于关系中。

王志成：我们需要明白哲学的意义。数论哲学乃至印度的所有六派正统哲学，其目的都是为了认识真正的自我，认清虚妄或不真的现象。这样的哲学全都是实践性的。对于数论家来说，其实践的结果是让原人归原人、原质归原质——这样，就在实践中实现了它的二元论主张。数论说的"独存"，指的是原人本身的独立，而非受制于原质三德的限制甚至控制。这是它的哲学实践的本质。在关系中，存在的是主—客或者控制—被控。数论要求的是不为三德所控。这是我们在学习数论瑜伽或者帕坦伽利瑜伽中首先需要明白的。

老粗：如果不经历三德返回原质的变化，落在这个有形层面操作（思想和行动），又如何实现得了梵我合一？吠檀多如何来看待三德、原质，同时如何消除习性？

王志成：吠檀多是伟大的，可以说吸收了各派哲学的精华，并且是至今依然还在自我成长和发展的一个综合的体系。

对于三德的理解，吠檀多并不完全和数论哲学一样，它有着自己流派独特的主张。总的来说，吠檀多认为，我们应该超越三德。这种思想在《薄伽梵歌》里已经讲到了，即，要让三德成为你的仆人，三德只是工具而已。譬如，你家有一条狗，这条狗不听话到处乱吼乱咬，给你家带来很多麻烦和痛苦；你要训练你家的那条狗，让它听你家人的话，这样它便不再会乱吼乱咬，不再带给你不必要的烦恼和痛苦。我们每个人身上都有三德，三德就类似于三条狗。这三条狗分别有三种功能：善良、激情、愚昧。这三条狗都在你的驯服之下，都表现出不同的习性。觉悟的人，同样也有习性，因为他身上同样也有三德，但这三德不是他的主宰，而是他的仆人、奴隶。所以，当觉悟者表现为三德的时候，这三德不会束缚他，而是服务他。

在吠檀多这里，修行成就者，通过修持，意识到自己不是这个躯体（body）、不是这三德，而是超越三德的。他明白，那些都只是他的外在能量的幻化，这些能量不能成为他的主人。他的私我(ego)已被征服，他始终觉知到这个吉瓦（Jiva、个体灵魂）就是阿特曼（Atman）。在他这里一切圆融，但是这一切圆融却不离三界、不离三德！一切圆融的吉瓦，能够面对或坦然地接受、呈现或透过三德而呈现，因为三德是一股能量，是阿特曼本身的能量。从吠檀多的角度看，原质即摩耶，是梵的能量，也就是阿特曼的能量。只要阿特曼在，只要梵在，那么摩耶就在，能量就在，它就必定呈现。你要明白这一点。在数论哲学里面，这个能量就是原质（摩耶就是原质），原质呈现为三种形式，就是三德。对于吉瓦或者阿特曼，并不需要去追求一个叫"觉悟"的地方或事物，也不存在一个叫"解脱"的地方或天堂。最终，修行的高处、深处，就是没有了束缚和自由的二元对立或对抗，一切的二元对峙都被超越。他经验的一切都是梵、一切都是阿特曼，一切都是光（light），或者说他是光中的光，水中的水。在这种状态，既没有什么自由意志，也不存在什么习性。

所以，对于觉悟者，他没有那种习性感。同常人一样，他表现为外在的习性，但习性不会对他产生限制，不存在消除或不消除习性这一说法。在《薄伽梵歌》中克里希那说，你的吃穿住行意念施行，一切都是和上主（Lord），也就是和克里希那连在一起的，也就是和那个至上自我（supreme Self）连在一起的。当你和这个至上的自我在一起的时候，你的主体部分、根的部分就不是习性、不是三德，习性、三德都是一种幻影，或者说一种展示。说一种展示，是说它们没有主体性。

因此，吠檀多就解决了这一问题：吠檀多说习性存在是从形而下说的，说没有习性是从形而上层面说的。觉悟者是穿梭的，他可以显现为有习性，也可以显现为超越习性。这个时候，觉悟者，他就是众生的照亮者。换个说法，他只不过是回归他原本真实的状态而已。

所以，最终，并没有解脱和觉悟这样的说法，也没有轮回和天堂这样的说法。Everything is good（一切皆好），everything is perfect（一切皆完美），大概就是这么一个状态。吠檀多主张我们修持或者实践的，最终是，当你已经达到那个状态时——帕坦伽利讲的体位、调息、专注、冥想等，宗教里讲的仪式……这一切都如梦幻泡影。我们就明白，wow! my god!（哇！我的天哪！）没有调息、没有仪式，没有这个、没有那个。这就是吠檀多最重要的回到原本的状态，也就是梵我合一的状态。

正念和坚持是瑜伽必备的美德

我们要学成瑜伽，或者要在瑜伽上有所成就，需要具备很多德性和相关的条件。在众多的条件或德性中，有两点是必不可少的：正念和坚持。

第一，瑜伽正念——若没有正念，走得越远越容易走偏。

我们瑜伽的业力（也可以说是暂时的"成就"）在我们的一生中累积，并且这些积累必定服从于业力法则。当然，这些业力一般都是在三德（善良、激情和愚昧）中流转。

一般来说，我们初始的都是正念，但这正念只是初步的。在瑜伽成长中，我们的瑜伽正念必须自觉地加强。不然，很容易会在瑜伽之路上滑倒。

在瑜伽教练的教学中，我们特别需要强调瑜伽正念！如果缺乏正念，则任何一支瑜伽，本质上都不适合教和学。

瑜伽正念是成就瑜伽的根本。即便是知识性的学习，一颗漂浮的或不安不稳的心也很难学好。而瑜伽的实修则更难。有人学习昆达里尼瑜伽，但因为念不正，学了3周，就出了问题！

正念，对于习练哈达体位、调息、冥想等一样重要！我们需要问问我们自己，为什么要学习瑜伽？学习瑜伽的目的究竟是为了什么？抑或我们学习瑜伽想要达成什么目标？

这样类似的问题，我们每一个学习瑜伽的人都需要诚实地回答。当然，我们也需要明白真正的瑜伽是什么。如此才能建立起我们的瑜伽正念。

第二，瑜伽坚持——成就任何事业都需要坚持，没有坚持，大部分事情都难以有好的结果。

反思我自己和他人的经验，做成的事业，都和坚持这一品质有着千丝万缕的关系。就我自己而言，2003年开始，一直坚持"第二轴心时代文丛"的主编工作，至今已经出版了35本书。这套丛书的"成功"归功于很多因素，但其中有一点必不可少，即坚持。如今，我们自我挑战，出版"瑜伽文库"。要成就这项事业，也取决于很多因素，但其中必不可少的一点就是坚持。学习瑜伽也是如此。

无论是瑜伽哲学理论的学习，还是瑜伽体位或调息或冥想或其他任何分支的学习，无不建立在坚持的基础上。坚持是瑜伽的基本品质。

坚持这一品质，让我们的内心充满能量和力量。坚持，让我们可以穿越一些不必要的麻烦，可以避免不必要的障碍，可以跳出一些利益、感情、顺逆、是非、大小等方面的障碍或纠结。

瑜伽人（我们需要区分习练瑜伽或学习瑜伽和瑜伽，就如需要区分学开车和开车一样）要在身体上有所突破，这个突破不只是体位上的，而要落在内在的生命能量上。

我们习练的效果，主要看的不是他能够做什么高难度的体位，而是看他的能量（三个道夏）平衡状态。

我们的健康，要看我们粗身的发展状态，也要看我们心智的发展状态，还要看我们心灵的发展状态。若缺乏完整的瑜伽观，弊端就会不断显现。

中国瑜伽未来5—10年的发展

这是一个很难预设的问题，因为中国模式或中国式发展常常超越人们的想象。变化比预想的快。换言之，这是一个不确定的尘世。下面所谈的，只是个人感觉和意见，供大家参考：

1.继续走向多元化发展

（1）传统哈达瑜伽得到进一步发展；新的瑜伽

发展模式会继续推进——瑜伽馆模式、静修模式、网络微信发展模式、社群模式、大学教育发展模式等。

（2）其他传统瑜伽也得到一定程度的发展，有的则会得到相对稳定的发展，例如唱诵瑜伽（以及虔信瑜伽或奉爱瑜伽）会得到新的发展。又如，传统的智慧瑜伽有可能在一些高端人群中得到发展。

（3）新的瑜伽思路会得到进一步的发展，例如一种新的瑜伽形态会得到发展：阿育吠陀瑜伽。这不是阿育吠陀，也就是说不是医学，而是一种瑜伽。

2.中国瑜伽整体性的发展

哈达瑜伽继续占主导，但人们是分层的，对于上了一定年纪的人，不适合做持续体位为主导的习练，他们会倾向于心理和精神的维度。瑜伽要为人的身心灵三维度的发展提供信息，而不能也不会只局限在身体层。

3.瑜伽中国化会成为更多人的共识

（1）现代意义上的瑜伽进入中国经历若干阶段，在未来5-10年大致完成单纯"引进"阶段。

（2）在未来5—10年，中国瑜伽界也将大致完成瑜伽消化阶段，并且进入更加落地的瑜伽中国化阶段。

（3）瑜伽中国化的进程：吸收和消化西方以及印度的瑜伽是一个阶段；吸收和消化中国传统文化，并进行创造性转化则是第二阶段；在新的处境下，完成若干中国化形式的瑜伽表达甚至理论创新则是必然和必需的。

（4）基于此，中国瑜伽在管理创新、经营开拓、跨界交流、理论发展等方面会有新的发展。我注意观察中国的瑜伽经营，感到中国瑜伽界从无到有，历经艰辛，不断进取，取得了巨大的成就。客观地说，尽管可能会有人不断批评中国瑜伽发展中的问题，但在全球范围内也找不到像中国一样瑜伽得到如此蓬勃发展的地方。发展是首先要肯定的！各种问题是在发展中解决的。瑜伽扭曲（deformation）还是改革（reformation），并达成转化（transformation）则是瑜伽中国化中需要把握的。

4. 瑜伽中国化的文化发展

目前处于第一阶段，翻译和注释阶段；但瑜伽文化事业值得人们投资关注。瑜伽产品分为瑜伽物质产品和瑜伽精神产品。在物质产品上，人们关注多，而在精神产品上目前还有很大的发展空间。作为一个瑜伽习练者则需要把两种产品都吸收进来为我所用。

讲述你所不知道的"瑜伽之海"[①]

瑜伽不仅仅是高难度体式，更有许多人生智慧。

10 年出版了 13 本瑜伽作品的浙大教授认为——

学哲学，让瑜伽成为身心归宿

他是浙大的宗教学研究所所长、教授、博士生导师，却喜欢上了瑜伽，不到 10 年时间，翻译、注释、撰写和出版了 13 本与之相关书籍，并主编了"瑜

---

① 这是记者杨静的专访文章，发表于《钱江晚报》2016 年 2 月 17 日 B5。特此致谢。

伽文库"。为了推进瑜伽文化的工作，还建了一个名为"瑜伽之海"的微信公众号，发布他对瑜伽整体的或专题的探索，也提供一些出版信息。他，就是王志成。作为国内学历最高的资深瑜友，他建议瑜伽爱好者们平时除了练体位，更要了解其背后的文化，让瑜伽成为身心的归宿。

这位瑜友超有学问 10 年出版了 13 本瑜伽书

王志成的办公室在浙江大学西溪校区行政楼六楼，整个办公室里最醒目的无疑是那几柜子书。王志成指着左边柜子中的一排说，这是自己工作后出版的，约 70 本书，其中关于瑜伽的有 13 本，都是近 10 年内出版的，比如《哈达瑜伽之光》《现在开始讲解瑜伽》《薄伽梵歌》都已重印了多次。

"我真正接触瑜伽很偶然。多年前，一位在英国利兹大学工作的朋友希望我帮忙翻译哲学家、瑜伽士辨喜的文集，我接受了他的建议。不过当时我的瑜伽知识非常有限，后来做的一些工作都是一点一点累积的。"随着时间推移，王志成慢慢地对瑜伽发生了真正兴趣，开始主动介入翻译自己喜欢的书，甚至撰写或注释经典著作。"到目前为止，我翻译或写作的瑜伽类书籍共13本，虽然每本书的出版都需要面临多个问题，诸如版权、出版经费、翻译以及各种协调问题，但在朋友们的鼎力支持下，最后都解决了。现在我正和相关人士合作出版'瑜伽文库'，希望让瑜伽文化更好地服务中国人和中国文化。"

学体位更要学文化　让瑜伽成为身心的归宿

如今，王志成不仅是瑜伽的研究者，也是实践者。除了已经坚持了多年的冥想之外，每天他也会练练体位动作，但他建议瑜伽爱好者们平时除了练体位，更要了解其背后的文化。

"很多人都认为瑜伽就是各种高难度、超柔软的体位动作，其实这是误会。体位只是瑜伽中很小的一部分，练瑜伽的根本是练能量、调心意，以身心健康为目的。"王志成介绍说，以帕坦伽利的《瑜伽经》为代表的瑜伽派最初是印度的一个哲学流派。如今流行的哈达瑜伽，则是基于传统的哈达瑜伽，但传到西方后的现当代哈达瑜伽强化了它的体位法，弱化了它的智慧与哲学。在某种意义上说，当今的哈达瑜伽和古代印度的哈达瑜伽已经有了极大的区别。

"如果只有体位没有哲学基础，那么瑜伽仅仅是体育运动。假如有兴趣去学习瑜伽背后的历史和哲学理念，那么瑜伽将成为身心的归宿。"评价你的瑜伽练得好不好，有三个大众标准可以自我检查："第一是有健康的身体；其次是有智性的脑袋；最后是感受到身心的喜乐。"

教你实用颈椎锻炼　带着意念和调息用脖子写字

随着人们对手机、电脑越来越依赖，以前属于老年病的肩颈问题，如今困扰了许多年轻人。对此，王志成总结了超实用的办公室颈椎式，而且包你学得会，因为简单到只有一招。

王志成说，一个人颈椎不好，医生可能也会建议你用脖子写"米"字，以此来锻炼脖子。但往往很少有人坚持做这样乏味的动作，自己推荐的这个瑜伽颈椎式融入了调息和意念，锻炼起来既有趣又实用。

"你可以闭上眼睛，想象你的脖子是一支毛笔，用脖子这支笔在空中写出你自己的名字，或你爱人的名字、导师的名字甚至曼陀罗等。等熟练之后，再配合上呼吸。此时，你似乎可以看到写出的这些字。因为配合了呼吸，你似乎可以看到这些字有了色彩。再进一步，在你的心意中写出这些名字，通过这一冥想，让自己和自己联结，和爱人联结，和导师联结，和曼陀罗联结。这时候的颈椎式不仅是一种体位本身的习练，由此也能抵达瑜伽的高级阶段。"

附录：阿育吠陀瑜伽常用词汇

abhiniveśa 贪恋生命

abhyaṅga 按摩

ācāra rasāyana 行为养生术，行为回春术

Adho Mukha Śvānāsana 下犬式

Advaita Vedānta 吠檀多不二论

agni 火，火神，内在或灵性之火，阿耆尼，
　　　火原则

ahaṁkāra 私我，我慢

ahiṁsā 非暴力，不害

ajñā 眉间轮，额轮

ākāśa 空，以太

alabdha bhūmikatva 精神不集中

ālasya 懈怠

ama　毒素，疾病

amṛta　甘露

anāhata　心轮

ānanda　喜乐，阿南达，灵性之乐，神圣之爱

ānandamaya kośa　喜乐鞘

anantāsana　毗湿奴式

anavasthitattvani　注意力不稳定

anna　食物

annavaha srotas　消化系统

antaḥkaraṇa　内感官，内在感官

apāna　下行气

āpas　水

Ardha Cakrāsana　后屈式

Ardha Candrāsana　半月式

Ardha Śalabhāsana　半蝗虫式

āsana　体位，体式，阿森

asmitā　我执，我见，阿斯弥答

Atharva Veda　《阿闼婆吠陀》

ātman　阿特曼，真我

Ātreya 阿提耶（《阿提耶本集》的作者）

Ātreya saṁhitā 《阿提耶本集》

aura 光环，精微能量场（来自奥伽斯）

avidyā 无明，无知

avirati 欲念

āyus 生命，包含了身体、感官、心意和灵魂
的生命

Āyurveda 阿育吠陀

Āyurvedika Yoga 阿育吠陀瑜伽

Baddha Koṇāsana 束角式

bandha 收束法，班达，瑜伽锁

basti 巴斯蒂（洁肠）

Bhadrāsana 蝴蝶坐（亦称牧牛式）

Bhagavad Gītā 《薄伽梵歌》

Bhakti Yoga 虔信瑜伽，奉爱瑜伽，巴克蒂瑜伽

bhastrika 风箱式住气法

Bhekāsana 蛙式

bhoga 享受

bhraṁsri 嗡声住气法（黑蜂住气法）

Bhujaṅgāsana 眼镜蛇式

bīja mantra 种子曼陀罗，音节简单的曼陀罗，
如唵

Brahma 梵神，大梵天

Brahman 梵，绝对实在

bhrānti darśana 妄见

buddhi 菩提，智慧

cakra 脉轮

Cakrāsana 轮式

Candra Namaskāra 拜月式，向月亮致敬式

Charaka 遮罗迦（《遮罗迦本集》的作者）

Charaka saṁhitā 《遮罗迦本集》

cikitsā 吠陀疗法

cit-śakti 意识的力量

citta 心质，心，契达

cit 意识

daiva cikitsā 灵性疗法

Daṇḍāsana 手杖式，杖式

darśana 哲学体系

deva 神

devi 女神

Dhanurāsana 弓式

Dhanvantari 昙梵陀利，医神，毗湿奴化身

dhāraṇā 专注

dharma 达磨，法则

dhātu 组织［主要有七个功能性组织，分别是
　　　　rasa（血浆）、rakta（血液）、māṁsa（肌
　　　　肉）、meda（脂肪）、asthi（骨头）、
　　　　majja（骨髓）、śukra（生殖液）］

dhautī 道涕（清洁食道）

dhyāna 冥想

dīkṣā 启迪

dinacaryā 日常养生

doṣa 道夏（带来疾病和腐朽的因素，包括瓦塔、
　　　　皮塔和卡法）

Dvaita 二元论

279

dveṣa　厌弃，排斥，反感

Gaṇeśa　象鼻神，甘内什

Garuḍāsana　鸟王式

Gāyatrī mantra　歌雅特瑞曼陀罗

Go Mukhāsana　牛面式（亦称蝴蝶坐）

guṇa　德，属性（包括萨埵、罗阇和答磨）

guru　古鲁，灵性导师

Halāsana　犁式

Hanumān　哈奴曼

Haṭha Yoga　哈达瑜伽，哈他瑜伽

Haṭha Yoga Pradīpikā　《哈达瑜伽之光》

homa　（吠陀）火祭

iḍā　左脉

Indra　因陀罗，天帝

Īśvara　自在天，上帝，创造主

Īśvara praṇidhāna　敬神，交托给神

Īśvari　神母（自在天的女性方面）

jālandhara bandha　收颌收束法

Jānu Śīraṣsana　单腿背部伸展式，单腿前屈伸
　　　　　　　　展式

japa　念诵

jaṭharāgni　胃火，消化力

jiva　吉瓦，个体灵魂

jīvātman　解脱灵魂

Jñāna Yoga　智慧瑜伽

jñānendriya　感觉器官

jyoti　光

jyotiṣa　吠陀占星学

kaivalya　解脱，独存

Kali　卡利女神

kama　卡玛，欲望，爱欲

kapha　卡法（水）

Kāpila　迦毗罗（数论哲学之祖）

kapālabhātī　圣光调息

kāraṇa śarīra　因果身

karma　业，羯磨，行动

Karma Yoga　业瑜伽，行动瑜伽

karmendriya　行动器官

kīrtana　齐颂圣名，灵性唱颂，克尔坦纳

kleśa　（心理的、精神的）痛苦，烦恼

kośa　鞘

Kṛṣṇa　克里希那，奎师那，黑天

kriya yoga　克里亚瑜伽

Kukkuṭāsana　公鸡式

kuṇḍalinī　昆达里尼，灵能，拙火

Kūrmāsana　龟式

Lakṣmī　吉祥天女，拉克斯米

laya yoga　拉雅瑜伽，消融瑜伽

mahā bandha　大收束法

mahat　大，觉，玛哈特，宇宙智性

mala 排泄物，废物

manas 末那，意，心意

maṇipūra 脐轮

manomaya kośa 心意鞘

mantra 曼陀罗，咒语

mantra yoga 曼陀罗瑜伽

mārga 道路，通道

marma 穴位

Matsyendrāsana 扭转式，鱼式

mauna 禁语，静默

māyā 摩耶，幻

Mayūrāsana 孔雀式

Mīmāṁsā 弥曼差派

mokṣa 解脱

mudrā 身印

mūla bandha 会阴收束法

mūlādhāra 根轮，海底轮

mūrchā 眩晕住气法

nāda 秘音

nāḍī　经脉，气脉

nasya　鼻疗

Naṭarājāsana　舞王式

Nāvāsana　船式

nauli　瑙力

neti　涅涕（清洁鼻腔）

nidāna parivarjana　消除致病因素治疗

nirodha　控制

niyama　劝制

Nyāya　正理派

ojas　奥伽斯，卡法的生命能量

Om　唵

Pāda Hastāsana　前屈式

Padmāsana　莲花坐

pañca karma　五疗法（包括催吐法、通便法、
　　　　　　　灌肠法、鼻疗法和放血法）

paramātmā　超灵，至上自我

Parighāsana　门闩式

Parivṛtta Jānu Śīrṣāsana　头碰膝扭转前屈伸展坐
式

Parivṛtta Trikoṇāsana　扭转三角式

Parvatāsana　山式

Paścimottānāsana　背部伸展式，坐立前屈式

Patañjali　帕坦伽利，又译钵颠阇利（《瑜伽经》
编撰者）

pathya vyavasthā　饮食和运动处方

piṅgalā　右脉

pitta　皮塔（火）

plāvini　漂浮住气法

prakṛti　原质，自然

pramāda　冷漠，粗心，缺乏热情，放逸，不培
养导致三摩地的方法

prāṇa　普拉那，能量

prāṇa yoga　普拉那瑜伽，能量瑜伽

prāṇāgni　普拉那之火，生命之火

prāṇamaya kośa　能量鞘

prāṇavaha srotas　呼吸系统

prāṇāyāma　调息

prārthana　祈祷

Prasārita Pādottānāsana　双角式

pratyāhāra　制感

prema　爱，神圣之爱

pṛthvī　地，土

pūjā　崇拜（仪式性的）

puruṣa　普鲁沙，原人，内在之灵，神我

puruṣārtha　人生四个目标［包括法（dharma，
　　　　　　　达磨）、利（artha，财富）、欲（kama，
　　　　　　　欲望）和解脱］

rāga　执着，吸引，贪恋

Rāga Yoga　胜王瑜伽

Rāja Kapotāsana　鸽王式

rajas　罗阇，激情

Rama　罗摩，毗湿奴的化身

rasa　罗萨，本质，血浆，汁

rasavaha srotas 循环系统

rasāyana 回春术，长寿科（保持和提升青春活
力的方法）

Ṛg Veda 《梨俱吠陀》

ṛṣi 仙人，吠陀圣人

ritucarya 季节养生

roga 疾病

sadvṛtta 伦理养生

sādhana 修行，灵修，修习

sahasrāra 顶轮

samādhi 三摩地

samakoṇāsana 直角式

samāna 平行气

saṁhita 本集

saṁkalpa 意志，意图，动机

Sāṁkhya 数论哲学

saṁsaya 疑惑

saṁskāra 潜在业力

sanātana dharma　永恒达磨，永恒之法

santoṣa　满足

Sarvāṅgāsana　肩倒立式

sat　存在

satsaṅga　同修，与圣者为伴，灵性联谊，萨德
　　　　　桑伽

sattva　萨埵，善良

sattvāvajaya　心理疗法

satya　真实，不说谎

Śavāsana　摊尸式

śakti　萨克谛，阴性能量

Śalabhāsana　蝗虫式

śāmana cikitsā　缓解疗法

Śaṅkara　商羯罗

śānti　和平，平静，尚谛

śiva　希瓦，纯粹意识，神圣能量

śukravaha srotas　生殖系统

Siddhāsana　至善坐（完美坐）

siddhi　悉地，神力，能量，成就，心理力量

Siṁhāsana　狮子坐

Śirṣāsana　头倒立

śītalī　清凉住气法（冷气住气法）

sītkāri　嘶声住气法

śodhana cikitsā　纯净疗法

soma　苏磨，神圣甘露

srotamsi　身体通道（人体共有十四个通道或系
统，如消化系统、排泄系统）

sthūla śarīra　粗身

styāna　懒散

sukhamāyuḥ　好的生活，舒适的生活，快乐的
生活

sūkṣma śarīra　精身

Sumeru āsana　顶峰式

sūrya bhedan　太阳脉贯穿法

Sūrya Namaskāra　拜日式，向太阳致敬式

Suśruta　妙闻（《妙闻本集》的作者）

Suśruta saṁhitā　《妙闻本集》

suṣumna　中脉

svādhiṣṭāna　生殖轮

svādhyāya　研读

svastha　健康

svasthavṛtta　安住自我养生法，安住本性养生法

Svastikāsana　吉祥坐

tamas　答磨，愚昧

tanmātra　精微元素

tantra　坦特罗

tapas　苦行

tarpaṇa　塔怕那，供奉

tattva　真理，谛

tejas　特伽斯，皮塔的生命能量

Tiryaṅ Tāḍāsana　风吹树式

trāṭaka　一点凝视法

udāna　上行气

uḍḍīyāna bandha　收腹收束法

ujjāyī　乌加伊住气法(喉式呼吸法，最胜住气法)

Upaniṣad　《奥义书》

Ūrdhva Mukha Śvānāsana　上犬式

Uṣṭrāsana　骆驼式

Utkaṭāsana　幻椅式

Uttānāsana　站立前屈式

Utthita Lolāsana　铲斗式

Utthita Trikoṇāsana　三角伸展式

vairāgya　弃绝，不执

vājīkaraṇa　生育术（提高性活力的方法）

Vakrāsana　简易脊柱扭转式

vak　圣言

vāsanā　习性

vaśiṣtha　瓦希斯塔，极裕仙人

vāta　瓦塔，风

vāstu　（印度）风水学，瓦斯督

vāyu　瓦予，风，风神，普拉纳的另一名字

Vaiśeṣika　胜论派

vayas　寿命

Veda　吠陀

Vedānta　吠檀多

Vedic Yoga　吠陀瑜伽

vihāra　生活方式

vijñānamaya kośa　智性鞘

vikṛti　疾病与不和谐

Vīrāsana　英雄坐

Vīrabhadrāsana ka　战士第一式

Vīrabhadrāsana kha　战士第二式

Vīrabhadrāsana ga　战士第三式

vṛtti　波动，心意波动，心念波动，思想波动

viśuddha　喉轮

Viṣṇu　毗湿奴（爱和保护的神性力量）

Vṛkṣāsana　树式

Vṛścikāsana　蝎子式

vyādhi　疾病

vyāna　遍行气

yajña　祭祀

yama　禁制

yantra　央陀罗

Yoga　瑜伽

Yoga Sutra　《瑜伽经》

yoga cikitsā　瑜伽疗法

yoga nidra　瑜伽休息术

yogi　瑜伽士

yogini　女瑜伽士

后 记

　　瑜伽于我，不只是简单的体位习练，还包含了更多其他的内容。

　　瑜伽于我，是一种身心健康的艺术和道路。

　　瑜伽于我，是个体生命走向真实以及享有宇宙配置的过程。

　　瑜伽于我，是既安身又立命的道路和实践。

　　在过去多年中，我有撰写瑜伽认知的习惯。通过阅读我的一篇篇小文章，读者就可以感受到我自身的瑜伽之路的成长过程。在最初的两部散文集《在不确定的尘世》和《后现代生活沉思录》中，散发着一股瑜伽精神之气息。在《瑜伽的力量》中，完整地反映了我对瑜伽的认知。在《瑜伽之海》中，我比较有意识地关注了瑜伽人以及瑜伽人的内部升华之需。在这部书中，我继续瑜伽的探索，并扩展了瑜伽的探索领域，读者可以从中看到不少新内容。

读者若要了解我对瑜伽更专业的探讨，也可以参考我的其他书，如《喜乐瑜伽》，以及注释类的书如《智慧瑜伽》《瑜伽喜乐之光》《直抵瑜伽圣境》。《智慧瑜伽》是对商羯罗的《自我知识》一书的注释；《瑜伽喜乐之光》是对后商羯罗时代吠檀多思想的经典《潘查达西》一书"喜乐篇"的注释；《直抵瑜伽圣境》则是对吠檀多经典《八曲本集》（也叫《八曲之歌》《八曲仙人之歌》）的注释。读者可以注意到，我的不少书都和智慧瑜伽有关，或者就是智慧瑜伽的书。

然而，我们翻译的书则远不止是智慧瑜伽的，有各种类型的瑜伽典籍，特别是《薄伽梵歌》《帕坦伽利〈瑜伽经〉及其权威阐释》《哈达瑜伽之光》《九种奥义书》，是瑜伽中最重要的经典。

你手头这本书，可以理解为一个瑜伽求道者在瑜伽道路上的探索之菁华集，只要你认真去看，去体会，就会有一种食到甘露的感觉。它可以扩展你的瑜伽世界，净化你的心灵，摆正你的瑜伽方向，品尝瑜伽的苏磨（soma，喜乐）。

这本书的内容是从我过去一年多的文章里选择的。这一整理和校对的工作要归功于灵海。她跟从我学习吠檀多哲学多年，对吠檀多和瑜伽的认识相当深刻。非常感谢她为此付出的巨大努力。感谢王东旭帮我校对了附录中的梵文。王东旭自学梵文，从事瑜伽典籍翻译，和他爱人晏正蓉一起探索儿童瑜伽和唱诵瑜伽，其精进精神值得瑜伽人学习。感谢喜乐家园、瑜伽经典、瑜伽之爱、苏磨瑜伽、浙大休闲瑜伽硕士、阿育吠陀瑜伽等微信群的群友们。感谢我的诸多朋友、同事、学生的支持和交流，需要特别提到名字的是朱彩虹、闻中、王蓉、岚吉、曹政、陈俏娥、王保萍、马菁、吴均芳、菊三宝、戴京焦、孟建华、刘从容、咚咚、陈艳丽等。非常感谢空性之舞为本书提供了精美的插画。空性之舞自己一直在生命探索的道路上，因为《至上瑜伽》和我结缘。还要感谢以种种方式关心我、支持我、陪伴我、提醒我、帮助我的许多朋友，这里不一一提及他们的名字。

感谢和我合作出版了 20 多年的汪濒大编辑，汪先生的严谨、文化情怀以及出版质量深深地感染着我。感谢四川人民出版社对本书的高度关注，让它以如此优秀的质量呈现给广大读者。

王志成

2017 年 4 月 6 日